医患关系报道初探

王晓虹　著

同济大学 出版社
TONGJI UNIVERSITY PRESS

内 容 提 要

本书基于框架理论视阈,从文本框架、新闻生产框架、受众接受框架三方面考察了我国医患关系报道,并析出导致医患报道倾向转变的因素。

作者在本书的研究中发现,我国医患报道的确存在报道倾向上的转变,其主要原因与媒体记者对医疗卫生领域的认知发展过程有关。有两个因素促进了媒体记者对该领域的认知:医生和记者两群体间人际关系的互动,媒介技术的发展。本书搭建了医患报道倾向转变的因素模型。

本书的读者对象是传播学领域的学生、教师和科研人员,以及传播行业的从业人员及相关行政管理部门的工作者。

图书在版编目(CIP)数据

医患关系报道初探/王晓虹著. --上海:同济大学出版社,2020.2

ISBN 978-7-5608-8850-7

Ⅰ. ①医… Ⅱ. ①王… Ⅲ. ①医院—人间关系—新闻报道—研究—中国 Ⅳ. ①R197.322 ②G219.2

中国版本图书馆 CIP 数据核字(2019)第 270976 号

医患关系报道初探

王晓虹 著

责任编辑 张智中 责任校对 徐春莲 封面设计 钱如潺

出版发行 同济大学出版社 www.tongjipress.com.cn
(地址:上海市四平路1239号 邮编:200092 电话:021—65985622)

经 销 全国各地新华书店
印 刷 常熟市华顺印刷有限公司
开 本 787mm×1092mm 1/16
印 张 11.75
字 数 293000
版 次 2020年2月第1版 2020年2月第1次印刷
书 号 ISBN 978-7-5608-8850-7

定 价 58.00元

序 一

读书读到博士,应该学以致用,为社会做些贡献。

前几年网上流行一篇调侃短文《饱学之士》,讽刺中国博士不会说人话,满腹专业名词,迂腐呆傻。的确,中国有个别博士对社会和民众疾苦不关心,沉浸在书斋里,不了解社会,不了解人情,不了解中国问题,只会读书,玩弄概念。

新闻传播学是一门实践性学科,它应该关注社会性问题,回答、解决社会性问题。我们讲的深奥知识、概念不应该仅停留在一个知识分子的小圈子内互相捧场,而应该让非专业人士也能懂,让社会各行各业的人都能懂,这不仅仅是一种学术修养,更是一种社会责任。我们应该具备这样一种责任感,让社会因为我们的存在而变得更好!

所以,好的研究应该要做到以下三点:

一要心系民众疾苦。好的研究除了应具备理论意义、理论价值之外,更应该关注其社会价值,也就是应该心系民众疾苦,解决社会实际问题。读书读到博士,如果不关心底层民众的苦难,那这博士读得还有什么意义呢?一个好学者,首先应该富有悲悯心,他同情普罗大众,关心民生苦难,他希望通过自己的研究和探索能解答一些问题、改善一部分人生活、让社会变得更好。

二要有问题意识。有了对民众苦难的悲悯心,有了对某个社会问题的深入了解,一个好的研究应该能够发现问题、提出问题。问题意识是一个好研究的生命,这个问题能否切中要害,能否抓住本质核心是关键。能否提出恰当的问题,考验着研究者对该领域的观察力、洞察力和理解力。问题是支撑起整篇研究的关键,整篇研究应该沿着"发现问题—回答问题"的思路进发。

三要甘于潜心一线。有了关心民众疾苦的发愿,有了合适的研究问题,接下来需要脚踏实地寻找答案,怎么干?要甘于潜心一线,回到现实生活中去,回到田野一线,体验生活,观察事物,其中涉及研究者的人际交往能力、对问题的观察力、对理论把握的能力、对线索思考挖掘的能力,以及毅力和恒心。

所幸,我指导的博士生王晓虹的医患报道研究做到了以上三点。

她关注的是急需解决的医疗问题。医疗问题、医患关系是近十年来的重大民生问题,几乎涉及我们每一个人。王晓虹在 2016 年博士生入学面试时就提出要研究医患关系报道,并作了研究计划,等到了博士论文开题时,她仍然不忘初心,提交了关于医患报道的开题报告,说明她在这方面是有使命感的。

本书找到了医患报道领域内有意义的研究问题。比较可贵的地方在于作者发现了一个有趣的现象,那就是医患报道的报道倾向的转变,并基于此,提出了一个有意义的研究问题:医患报道的报道倾向为何会发生转变?

研究问题很关键,也不是能随便提出的,没有经过深入考察,提出的问题就会很浅,甚至是个伪命题。王晓虹在这方面是做了投入的,2018年夏天,她做了380篇医患报道的内容分析,从数据结果中,她发现一个隐秘现象:我国医患报道的报道倾向发生了转变,为了验证这个发现,她又查找了大量文献资料,发现其他学者的研究结果也支持她的观点。但是,到底是什么原因导致医患报道倾向发生了转变呢?她翻阅了国内外相关文献,找不到答案,于是这个小小的研究空白就成为本书的切入点,本书就围绕这个问题展开。

作者深入田野扎根医院一线调研。实践性研究一定不能只在文献堆里进行,那种从头到尾呆在图书馆里"码出"的论文必定没有深入一线的研究富有生命力。王晓虹为了调查清楚问题的原因,通过各种关系,访谈了新闻界近二十位医疗卫生条线的记者、编辑、副主编,她还在上海同济医院担任医院满意度调研志愿者,每周去同济医院给门诊病人做满意度问卷调查,或者是打电话给出院病人做电话问卷,她在医院蹲点了近一年,从"田野"一线获得了大量宝贵的一手资料。

读的书愈多,愈亲近世界,愈明了生活的意义,愈觉得生活的重要。研究不能跳脱于生活本身,读书做学问最终是为了让社会更好,让人们更幸福。与大家共勉,是以为序。

博士生导师　刘海贵

复旦大学新闻学院教授

2019 年 9 月 25 日

序二

谈到"医患"矛盾,几乎人人有感可发。人非圣贤,岂能无疾?而一旦有求于医,则或因言语不和而生愤懑,或为病痛消除而萌感激。小者可成饭后谈资,大者用为媒体资讯。

我也曾患病、求医、吃药、打针。碰到庸医同样皱眉,幸逢高手也会庆幸。我也曾阅读有关新闻:读到违理之时,不禁拍案而起;听到感人之处,也会落泪动情。

正因有诸如此类的种种亲历,当翻开王晓虹博士所著《医患关系报道初探》的书稿时,倒是立刻有了三分亲切、五分熟稔。同时也来了兴趣:医患矛盾,平凡普遍,这个大众面临的日常问题,是如何以洋洋洒洒的十五万文字,成就为一种研究成果的呢?

人说,倘若选题奇巧,文章便成功了一半。此话不虚。

初看本题,似乎属于社会学范围。然而作者只是虚晃一枪,却另辟蹊径,从新闻学的"腹膈"单刀直入。将社会问题通过框架理论搭建成一种跨学科研究的宽阔舞台和医界、记者、舆情互相交织的多维天地,于是,似乎在不经意间,一条人世间的普遍社会问题与新闻学的理论融合交汇之路悄然出现。

生活之树常绿,而理论总是灰色的。

本书原为博士论文。论文理论的抽象,总是"高处不胜寒"的,往往使许多非本行读者望而却步。然而,本书行文却另有一功:从第二章开始,作者采用多种手段展示自己的采访方法和技巧,让读者从中窥探到许多难得的生动材料。依靠这些,作者又以"思维导游"的本领,把读者带入事件发生的具体情境之中和新闻交集的风口浪尖之上,俯仰颠簸,感同身受。

书中涉及的许多具体的方法和技巧,乃至社会新闻采访中的一些敏感问题,都是外行人说不出来、本行人却不大愿意说,即使说又不一定说得清楚的问题。作者在字里行间频频拾贝,分门别类,从容呈现,中肯论列,给读者以新闻专业的启发、诱导与熏陶。这一切,对于初入此道的年轻记者,都不啻为一种有益的业务指南。

如果说,文学习惯将"真事隐去"提供"假语村言",那么,新闻学则必须以其真实可靠、详尽数据,给人以事实与信服。前者以虚为根,后者以实为美。

考察本书,无论其坐标图示还是统计表格,都充满了科学的实证精神。其材料选择之精湛,段落铺排之逻辑,处处给人以折服与信赖。我花了不少功夫考校数据、检视坐标,想从中找出某些瑕疵与纰漏,然而一一徒劳而返。可见作者功夫之深入、行文之谨慎。

此外,由于本书从医生、记者和舆情提出了"医患"矛盾发生、发展乃至消融的轨迹,线索清晰、判断明了,于是,给其他诸如教育、卫生、体育等领域的相似问题的研究,提供了可资借鉴的路径与方法。因此,此书对于从事相似领域研究的同仁,亦不失为由此及彼的样板和参考。

作为一个曾经教授过新闻课程的老师,我觉得这是一本有论有据的好书,值得向高等学校及新闻界的朋友们推荐。

是为序。

李白坚

上海大学教授

2019 年 10 月

目　录

第一章 绪论

第一节 研究对象与研究路径

我国医患关系仍十分紧张。国家卫生健康委员会医政医管局相关人士在第二届中国医患关系高峰论坛上公布最新数据:2000 年以来,医疗纠纷呈现数量连续递增的高发态势,2002 年至 2012 年的十年间,全国医疗纠纷数量增长了 10 倍,2013 年达到 12.6 万件。[1]中国医师协会发布的 2018 年《中国医师执业状况白皮书》称:"62％的医师认为执业环境没有改善,50％的医护人员认为工作没有得到社会认可,66％的医师经历过不同程度的医患冲突,绝大多数为偶尔的言语暴力(51％),且 45％的医师表示不希望子女从医。"[2]

需要指出的是,医患关系的紧张可能与媒体的负面医患报道有关。2011 年《中国医师执业状况白皮书》指出,有 53.7％的医师认为是媒体的负面报道造成医患关系的紧张,2014 年该数值上升到了 84.31％[3]。在医师界看来,媒体大量负面医患报道可能促成了人们对医生群体的偏见。

新闻报道通过一套复杂的运作机制建构了人们看待世界的框架,供给并限制了人们对事物的看法和观点[4],潜在形塑了受众立场。受众通过媒介提供的框架来看待并理解这个世界,而媒介却像探照灯一样,选择性地挑选并照亮有可能崭露头角的部分事件,通过对内容的选择性呈现,和对呈现方式的精心编排和组织,建构起一套媒介框架。加上受众本身对某现象、某群体抱持某种无法避免的刻板印象,而媒介提供的对这个世界的某种描绘图景又不断加深受众的该偏见,循环作用并强化受众头脑中的刻板印象[5]。根据李普曼的观点,媒介提供的医患负面报道可能建构、加深、强化了受众头脑中对医生群体的负面刻板印象,从而恶化了医患关系。

医患关系是一个影响范围较广的议题,该议题也具有一定的现实意义和紧迫性,且该问题被证明可能在一定程度上与大众媒介的负面医患报道有关。因此,医患报道是一个较有价值的新闻传播学研究议题。

接下来确定研究路径,即通过哪几个维度探索"医患关系报道"。我们认为适合的研究路径需要满足以下几个条件:①有内容分析的板块,用以梳理医患报道的文本特征,确定医患报道文本特征的变化趋势。②有对新闻生产过程的考察,从新闻生产机制上来考察医患报道为何会呈现出某种文本特征,哪些力量左右并确定了其文本特征。③有对受众态度的考察,旨在考察受众是如何看待和接受医患报道的。

在明晰了研究路径所需具备的条件之后,笔者认为框架理论的分析维度比较适合搭建此研究路径,框架理论的研究路径主要分为三个维度:第一个维度是探索报道的文本框架,以揭示一段时期内报道的总体情况,更重要的是确定报道倾向的变化发展过程。框架分析的第二个维度是对新闻生产框架的考察,以确定在报道的新闻生产过程中存在哪些框架,且这些框架对医患报道倾向产生了什么样的影响,其中有哪些框架起了主导作用。框架分析的第三个维度是对受众框架的考察,以确定受众在阅览报道时的接受框架,且哪些因素影响了受众框架。

本书从框架理论来考察医患报道,研究视角的关注点稍区别于一般框架理论路径。一般框架理论的研究关注点在于剖析"框架"特征,重点描述报道文本、新闻生产、受众接受过程存在哪些框架,以及考察这些框架的具体表现形式、特点和缺陷等。而本书重点关注医患报道倾向的变化过程,借助框架理论分析路径,重点关注医患报道倾向的变化过程、变化规律和变化原因。

需要指出的是,本书对框架理论的运用可能是对框架理论的发展,表现于挖掘框架理论在某个具体框架上深度运用的可能性。一般框架理论研究路径将框架理论视为既有的研究结论来使用,从横向上发展新闻报道的框架类型、比较框架异同、分析框架特点、总结框架意义,并重复验证"媒介作为一种框架""媒介提供框架"等既定结论。本书关注医患报道倾向框架的变化趋势及变化原因:分析医患报道倾向框架变化趋势、特征;探索新闻生产框架中各类因素和报道倾向之间的互动关系。比起一般框架分析研究路径,本书更关注某一个具体框架发生的变化及规律。通过以下两则示意图(图1-1,图1-2)呈现本研究与一般框架理论分析路径的区别与联系:

图1-1　一般框架理论分析路径示意图

图 1-2 本研究路径示意图

第二节 理论准备与研究问题

框架理论视阈下的医患报道研究紧密围绕一个核心理论:框架理论。框架理论是本书的分析框架与分析路径,搭建起全书的分析脉络。因此,文献综述部分将围绕框架理论展开,并结合本书实际提出研究问题。

一、框架理论的脉络回顾及评述

(一)框架概念的源起、定义及内涵演变评述

框架概念最早源于心理学,由心理学家雷戈里·伯特森(Gregory Bateson)提出,伯特森指出,人的言语包含两种不同抽象层次:一种是语言,称为"元语言";另一种是"元传播",即人们表达"元语言"的框架。在伯特森看来,框架是制作信息和理解信息的规则,框架用来确定包含一些信息并且排除另一些信息。[6]认知心理学家卡尼曼和特维斯基(Daniel Kahneman,Amos Tversky)将框架视为认知"基模"(schema),当人们在提取对某一时间的记忆时就会不自觉地启动基模,而基模就成为认知事物的诠释基础。[7]心理学中讨论的框架是一种人们在认知世界过程中运用的认知结构,认知结构以"基模"的形式储存在记忆系统中(Anderson,1983;Rumelhart,1980),心理学关注的是人们的认知结构(认知基模)有何特点且从何而来。目前,在心理学界普遍较为接受的观点认为,人们头脑中的认知基模来自人们过去的生活经验,尤其是儿童时期在原生家庭中获得的生活体验和观念。可以说,心理学关注的是人们头脑中的框架是什么、怎样的且从何而来的问题。

社会学家借鉴了心理学的认知基模概念,并将其运用到人对社会场景的解释中。第一

个将框架理论引入人文社会学的学者是戈夫曼,在其 1981 年的著作《框架分析:关于经验组织的一篇论文》(*Frame Analysis:An Essay on the Organization of Experience*)首次将框架概念引入社会人文领域,戈夫曼讨论了框架分析的基本原理,即情境是如何被认知框架定义的。[8]戈夫曼从人们如何定义情境出发,分析框架认知在人定义情境过程中的作用,并在此基础上,戈夫曼提出了著名的"拟剧理论",指出人们在不同的情境中采取不同的角色策略。在戈夫曼看来,"拟剧理论"的核心问题之一就是人们如何定义、识别不同情境。在戈夫曼看来,回答这个问题的关键在于"框架"——即人们是通过借助过去生活经验凝练形成的"认知框架"来对情境进行定义和识别。戈夫曼指出,框架是人们解释生活环境的认知范式:"人们基于一定的框架对现实生活进行解释……人们借助框架以'明确、认知、辨认、标识'(locate,perceive,identify and label)事件和信息。"[9]戈夫曼运用了心理学领域的"认知基模"概念,阐述人们在社会环境中是如何通过运用"认知基模"(戈夫曼将其称为"框架")来识别社会情景,并决定扮演何种角色。

部分前人研究在其文献综述中阐述到是戈夫曼把框架理论引入了新闻传播学领域,但经过细考,确切地说戈夫曼并没有把框架理论直接引入新闻传播学领域,而是把心理学范畴的框架概念引入了社会学领域,从人如何定义社会情境出发探讨框架的含义和作用。

戈夫曼认为,所有客观现实都必须经过人们主观转换才能成为人们的认知对象。由于人们对事物的认知过程都是主观的,这个转换过程就显得格外重要,每个人都有一套转换符号,这套转换符号,或者可以称为转换模式,就是认知框架。"一切现实符号需要经过认知符号的加工,才能被人们主观认识。"[10]于是,调音(keying)成为框架分析的核心概念,因为调音涉及框架的组合过程,调音涉及人们赋予行为以不同意义的组合形式。

至于框架的来源,戈夫曼认为框架的形成同时受到社会环境和个体主观经验的共同作用。[11]那么,哪些事物可以大量且持续不断地提供人们以社会经验和社会文化意识呢?大众媒介!大众媒介提供了人们认知世界、周遭事物的主要信息,也大量提供了人们认知世界的原因、解释和思考方法,可以说,新闻媒介在很大程度上扮演着提供人们认知周遭环境的中介。沿着"人们通过媒介来大量获取环境图景"路径,框架概念开始正面遭遇了新闻媒介,沿着这一脉络,新闻传播学者开始把框架概念引入了新闻传播学。

那么,新闻媒介本身是否存在着框架呢?答案无疑是肯定的,新闻媒介本身存在着框架,而媒介提供的框架又不断形塑人们的认知框架。因此,对媒介框架的来源和形成的考究无疑具有了必要性。至此,戈夫曼提出的"初始框架"概念(primary frameworks)逐渐成为新闻传播学领域的一个重要研究概念。[12]

在新闻传播学领域,媒介框架概念的内涵发展经历了一个从"限定边界"向"限定意义"的转变过程。

1. 作为选择和凸显的媒介框架。吉特林是最早对媒介框架下定义的学者之一,吉特林(1980)在《新左派运动的媒介镜像》一书中指出,媒介框架(media frames)是"认知、解释和表达的连贯模式"[13]"媒介框架就是选择、强调和表达的原则"[14]"框架是选择性的呈现,强调与排除"[15]"框架涉及对事物的存在、意义、价值这类根本问题的选择及呈现规则"。[16]以上论述表明,媒介框架理论在早期主要强调的是"强调现实的某些方面,同时忽略另外一些方面",[17]关注的核心问题是媒介挑选并强调了哪些信息、剔除遮蔽了哪些信息。吉特林把媒介框架视为媒体工作者选择、组织、呈现事物的稳定且长期的架构。

2.作为评价和解释的媒介框架。继承吉特林的媒介框架概念并稍作发展的是恩特曼(Entman),恩特曼对媒介框架的定义非常简洁:"媒介框架包含对社会现实的某些方面加以选择和凸显"[18],这与吉特林对媒介框架概念的描述基本一致,恩特曼仍在此基础上作了进一步发展,指出媒介框架除了强调、凸显某一议题或事实之外,还需提供"道德评估、原因推论、意义解释、处理方式的建议"[19],恩特曼认为,框架除了确定读者"看什么",还需要通过提供原因、意义确定读者"如何看"的问题;甚至通过提供建议,诱发读者的潜在行动。从概念的含义来看,恩特曼进一步扩大了媒介框架的内涵。

3.作为一种中心思想的媒介框架。这一阶段的代表人物是甘姆森(Gammson)和谭克达(Tankard)。甘姆森视框架为"既是形式也是内容"[20],作为一种内容框架,在甘姆森看来框架即"新闻内容的中心思想"[21]"为一系列故事提供中心意义"[22]"类似于心理学的基模概念,为人们提供一系列组织事物的原则"[23]。他将媒介框架分为两个层面,"边界"(boundary)和"架构"(building frame)。"边界"类似于吉特林的媒介框架的"选择、强调、表达原则"和恩特曼的媒介框架"选取、突出"内涵,是指媒介通过选取、强调报道对象、报道角度和报道内容来框架读者的视野,只有进入媒介曝光范围的事物才有可能被人们感知。"架构"是从媒介提供的事物意义和原因来框定人们认知事物的角度,媒介框架不仅限定表达范围,还限定框架表达的意义。"架构"概念类似恩特曼提出的媒介框架的"定义问题、判断原因、提出解决之道"。谭克达(Tankard,1991)同样将媒介框架描述为:"通过选择、强调、凸显、排除等规则方式呈现新闻事件的主题思想。"[24]"框架理论与第二层议程设置理论内涵是相同的,即媒介通过选择和凸显影响人们对事情重要性的看法,还告诉人们如何去想。"[25]媒介框架理论开始被认为不仅限定建构人们认识哪些事物,还限定人们如何认识事物。

至此,媒介框架的内涵从最初限定"看什么"发展到决定"怎么看"。从早期作为"选取和凸显"意涵,再到作为"评价和解释"意涵,再到作为"一种中心思想"意涵,媒介框架理论的内涵不断发展扩大。早期媒介框架被视为一种"镜头",选择呈现一部分事物,排除另一部分事物,框定了事物的呈现边界。这时期的媒介框架概念属于相对静态性的概念,媒介框架被视为限定边界的镜头,更强调媒介框架限定人们"看什么"的问题。发展到后期,媒介框架理论开始向"中心思想""思考架构""原因提供""价值判断"等意义层面发展,强调媒介框架限定人们"如何看"的问题。

4.作为一种个体认知过程的媒介框架。这一阶段的代表人物是诺里斯(Norris)、甘斯(Gans)、潘忠党等。诺里斯从记者认知角度出发,将媒介框架定义为记者在进行新闻生产时的个人预设图式。[26]甘斯指出,媒体框架是媒体从业者在新闻生产过程中惯常使用的方式,包括认知事物、挑选素材、阐释方式等。[27]潘忠党和科西奇把媒介框架理解为媒介工作者在回忆信息、使用信息、解释信息过程中使用的认知图式,"是符号工作者长期组织言说(包括口语和视觉)过程,以选择、强调和排除等方法,长期形成固定的认知、解释与呈现形态"。[28]这一阶段的媒介框架理论回到了认知心理学,从媒体生产者个体出发,关注媒体生产者的个人认知图示及其框架符号对新闻产品可能产生的框架限定。

这一阶段媒介框架研究与之前的不同在于:之前媒介框架研究关注的是新闻报道的框架,即从语言学和符号学角度考察新闻文本的媒介框架;而此阶段媒介框架研究更关注新闻生产者,即记者个人的框架,更加偏向心理学视角。从对报道文本语言上的关注,转向对背后新闻生产者的心理的关注,这是媒介框架理论发展脉络方向性上的转变,这一转向非常重要,因为从新闻文本转向了对生产者的关注,从媒介呈现转向了对新闻生产过程的关注,开启了媒介框架研究的新面向。

(二)框架理论的哲学基础

框架理论的哲学基础源于社会建构主义,建构主义关注知识的生产过程,主张知识的生产是一个动态建构的过程。有学者指出,社会建构主义实际是一种视角——关注知识在社会中是如何产生的视角。"尽管社会建构主义思想纷纭,但社会建构主义理论实质是对知识进行发生学的研究,即从社会生产过程的角度研究知识。"[29]"社会建构主义是一种关于知识是如何生产的哲学思想,这种思想提醒我们在知识的生产或建构过程中了解知识。"[30]

建构主义的核心问题是:知识是如何被生产出来的。建构主义从互动决定论的立场出发,试图打破单向决定论,从多元共同建构视角,考察知识生产过程。社会建构主张事物的发展和衍变是全社会共建的结果。

对于社会建构主义,哲学界有一个相对比较公认的判断:"建构主义是社会科学家阻止后现代主义潮流的理念。"[31]建构主义区别于现代主义,也不是后现代主义。建构主义从建构的角度来看待知识的发生,它不把知识的发生看作一个既定的结构,而重在强调结构的可变性和建构性;同时,它也不像后现代主义那样从解构的视角来看待知识,消解现代性的主体性根基。"建构主义不是现代主义,也不是后现代主义。现代主义主要从本质主义的角度理解知识大厦是什么以及有什么构成的问题;后现代主义从解构主义的立场出发,告诫我们要在知识大厦的拆毁过程中来理解知识是什么;而社会建构主义则从发生学的角度,建议我们从知识大厦的建构过程中了解知识本身。"[32]建构主义把知识看作全体人类智慧的结晶,是一个动态建构的过程,这个过程中有冲突、协商和融合,在交互式动态嵌入、互为建构的过程中产生知识:"温和的社会建构主义观点认为社会要素形成了对世界的解释。激进的社会建构主义认为,世界或其某些重要部分,在某种程度上是理论、实践和制度的建构。社会建构主义虽具有不同的形式,但其共同特点是某些领域的知识是我们的社会实践和社会制度的产物,或者相关的社会群体互动与协商的结果。"[33]

建构主义主张知识生产过程的动态性。这里有两个关键点:一是建构主义主张建构知识因素的多样性,即知识不是被某一项因素单独决定的。"分析哲学看来,'意义'决定一切;在功能主义看来,'功能'决定一切;实用主义看来,'效用'决定一切;解释哲学看来,'理解'决定一切;技术主义看来,'技术'决定一切;存在哲学看来,'存在'决定一切。"[34]建构主义否定这种单一决定因素,主张知识是全体人类智慧的结晶。二是建构主义主张知识的建构过程是互动性的。"社会建构主义强调知识生产的建构性,因而有效抵御了本质主义和客观主义……它强调知识建构的社会性,因而有效抵御了个人主义和心理主义……它强调对知识进行社会建构的辩证性,因而有效抵御了绝对主义和各种决定论。"[35]在建构过程中各种因素之间互相作用、互动,通过冲突、协商、融合的建构过程,多因素彼此影响作用。

建构主义的真理观是动态且建构的,建构主义的真理观孵化培育了建构主义的基本主张。建构主义不赞成后现代主义坚持的不存在任何绝对真理。在建构主义看来,真理是存在的,却是"集体智慧的结晶",同时也区别于现代主义主张的纯净的、绝对的真理观。可以说,建构主义是继现代主义、后现代主义之外的第三条道路。

从建构主义的立场来考察新闻传播学,其中"知识建构"这一关键问题至少涉及两个层面:①新闻生产过程如何生产新闻知识;②新闻报道如何作为知识来源建构受众的知识框架。前者考察的是新闻报道及各类媒介产品的知识在新闻生产过程中是如何被建构生产出来的,它考察的是新闻知识的来源和建构过程。后者考察的是作为知识的新闻报道又是如何被受众接纳,成为受众知识体系的一部分。

在新闻知识的生产过程中,有一个关键问题就是知识真实性问题,从建构主义立场来看,真实性问题涉及三个层面:客观社会真实、符号社会真实、主观社会真实。[36]客观社会真实是指独立于人意识之外的客观现实;符号社会真实是指通过符号表现呈现出来的世界样貌;主观社会真实是指存在于人头脑之中的世界景象。[37]而新闻报道构筑的真实属于符号社会真实的范畴,参与建构人们的主观真实。媒介的符号真实的建构过程并不是如实照搬现实真实,而是对现实真实的选择性呈现,甚至是对现实真实进行改写和再现的过程。臧国仁(1999)指出,新闻并不是呈现世界本来的模样,而是通过媒介符号对世界进行了选择性呈现与表达,有时甚至是重构。[38]新闻媒介机构通过对报道对象的选择、报道议题的选定、新闻图片的选择和呈现、消息来源和采访对象的选择、观点比例的安排、正反意见的篇幅和位置排布,等等,将社会真实通过新闻生产转化为媒体的符号真实。

既然社会建构主义的核心问题是考察知识的来源,那么延续其哲学思想的媒介框架理论的核心问题即考察新闻知识从何而来。具体而言,这个大问题可以拆分为两个小问题:①哪些因素制约限定并生产了新闻知识;②各种因素通过何种规则来生产新闻知识。从社会建构主义视角来看,新闻知识的生产是一个由多种因素共同建构的过程,即不是一个由既定的、纯粹的、静止的框架导致的,必须注意这个框架是多因素的、多变的、动态的,这是我们从建构主义得到的一点启示。

（三）媒介框架的研究路径

目前绝大部分的媒介框架研究主要集中于媒介文本框架层面,部分研究聚焦于对某新闻专题或新闻事件进行框架分析,[39]一些研究选取若干媒体,分析比较几家媒体的文本框架差异,[40]另有研究关注不同框架对传播效果的影响。[41]

实际上媒介框架研究应该涉及三个层面,除了媒介文本框架之外,还有新闻生产框架和受众框架。恩特曼将框架分析、话语分析、新闻传播学三个领域衔接起来:框架(frame)对应话语分析的"话语"概念,对应新闻传播学的媒介内容研究,即关注媒介文本层面。框架化(framing)对应话语分析的"话语建构"概念,对应新闻传播学的媒介生产研究,即关注媒介框架的建构层面。框架效果(framning effect)对应话语分析的"话语接收"概念,对应新闻传播学的效果研究,即关注框架的接受层面。[42]但后二者框架在目前研究中几被忽略。

对媒介文本框架的研究方法的分类,在学界比较公认的来自学者臧国仁。20世纪90年代,新闻框架研究开始将重心转移到语言学,着力对媒介文本进行探究,臧国仁称之为框架理论的"语言学转向"。臧将框架理论研究分为高、中、低三个层次:高层次结构指报道的主题等;中层次结构指对事件的归因、评价等;低层次结构报道中指句、词、字的运用。[43]

具体而言,新闻框架的文本研究路径分为四种:"谭克达的'框架清单'分析取向,潘忠党与克思基的'论述结构'分析取向,甘姆森以及雷恩的'诠释包裹'分析取向,范戴克的'批判论述'取向。"[44]

1. 框架清单

谭克达提出了框架清单法,以揭示新闻文本中所透露出的"含义"框架,[45]并提出框架清单的11个指标:①大标题和小标题;②副标题;③照片;④图片说明;⑤导语;⑥新闻源;⑦引用;⑧醒目引文;⑨标志(文章所属的特别系列图标);⑩统计数字和图标;⑪文章的推论或短评。此方法考察新闻框架如何通过选择、剔除等方法来建构新闻文本的核心观点。[46]框架清单比较适合于对某一议题的报道文本展开研究,比如医患报道。它通过建立框架目录,然后制定目录及其每项类目的定义和内涵,将某一类议题报道文本的某一特征归类到某一框架目录的某一类目中。

2. 论述结构

论述结构分析取向的代表人物主要有潘忠党和克思基(Pan&Kosicki),该取向沿袭梵·迪克的新闻话语分析路径,按照微观命题和宏观命题,将新闻文本进行拆解和归类。[47]此方法比较适合于对某一事件的个别报道案例进行深入的文本分析,如果对某一议题的大量报道作话语分析,则难以将话语分析结果进行整合。

3. 诠释包裹

甘姆森提出的"媒介包裹"分析法同样把框架分析作为一种话语进行分析,甘姆森的"媒介包裹"用"诠释包裹"(interpretive package)和"信号矩阵"(framing devices)对报道文本进行话语分析,以"对新闻报道的修辞和叙事进行剖析,揭示新闻报道中的框架建构过程中可以识别的机制"。[48]"诠释包裹"是"媒介包裹"分析法的核心概念,指文本的中心思想。"信号矩阵"指围绕中心思想而采用的一系列元素,包括隐喻、史例、警句、描述和视觉影像五个象征元素(框架装置),和原因分析、结果、诉诸原则三个推理元素(推理装置)[49]。五个象征元素和三个推理元素通过各种组合机制,产生出文本的中心思想(诠释包裹),即文本框架。

4. 批判论述

梵·迪克(Van Dijk)以认知心理学为取向,采用了心理学的"基模"概念,提出"新闻基模"(news schemata)。梵·迪克采取言说分析,把新闻言说意义分为局部意义和宏观意义,宏观意义类似于语篇中心思想,认为可以从报道标题、报道摘要、主旨句、结论句来推断。[50]可以看出,梵·迪克的言说分析对潘忠党等的"论述结构"的提出有着重要影响,潘忠党在梵·迪克批判论述的基础上进一步细化了言说分析法。

从研究现状来看,"框架清单"是目前学界较常使用的框架分析法,作为经典分析方法,其结构性较强,操作简便。[51]本研究也借助于"框架清单"分析法对三大新闻媒体的医患关系报道展开文本框架分析,框架清单法的研究结果可以量化,较易对比整合,可以通过制图对比,直观展示研究结果。

与此同时,国内新闻传播学框架研究忽略了另外两个框架层面,即新闻生产框架和受众接受框架。恩特曼指出,除了文本框架,框架还存在于传播者的认知、文本接收者的认知和传播活动与文本流通的社会文化场景中。[52]臧国仁也指出,框架存在于组织、个人、文本三个层面,都对新闻报道的再现产生影响。[53]黄旦也指出,新闻生产是框架理论的核心问题,即媒介是如何反映、规范现实的。[54]其他学者也同样指出:"框架分析存在三大研究领域——新闻生产研究、媒体内容研究和效果研究。"[55]潘忠党也发现了这一现象,并用话语概念来描述这三个领域:话语呈现(媒介内容);话语建构(新闻生产);话语接受(受众框架/效果框架)。同时,潘也指出,在新闻传播学领域,学者向来把话语呈现(媒介内容框架)作为框架分析的核心。[56]

对新闻生产框架、受众框架的忽视是目前国内框架分析研究存在的较为显著问题。而新闻生产框架又非常重要,它揭示新闻报道的中心思想、核心观点是如何被确定的,以及在权力博弈过程中各种因素如何对报道产生影响。鉴于此,本书将医患报道的新闻生产框架作为重点研究内容,力图呈现各种因素在此过程中的互动过程。

二、研究问题提出

根据以上理论述评,本书将基于框架理论视野,从医患报道的文本框架、新闻生产框架和受众框架三个维度考察医患报道。首先,通过梳理医患报道的文本框架,大致勾勒出医患报道倾向的发展过程;其次,通过深入探析医患报道的新闻生产框架,尝试回答医患报道倾向何以发生转变? 最后,通过对比受众框架与媒介框架的差异,得出受众接受框架。

因此,本书研究的核心问题是:在新媒体技术下,在中国国情中,医患报道倾向呈现出哪些变化特征? 其变化的原因是什么? 它可以拆分为三个子问题:

1.医患报道是否存在报道倾向上的转向？如果是的话,那么其报道倾向的阶段性特征是什么？

2.如果医患报道倾向的确存在转向,那么转向是如何发生的？在医患报道新闻生产过程中,记者、编辑、医院宣传部分别扮演着什么样的角色,这些角色是如何互动的？这种互动关系与医患报道倾向的转变有着什么样的内在联系？媒介技术在其中又扮演着什么样的作用？

3.如果医患报道倾向的确存在转向,那么受众对医患报道倾向的转变是否察觉？

其中,第一个问题将在第二章医患报道的文本框架研究中给予回答,第二个问题将在第三章医患报道的新闻生产框架研究中给予回答,第三问题将在第四章医患报道的受众框架调查中给予分析。

第三节　分析框架、研究方法、章节安排

一、分析框架及若干重点问题

本书的分析框架按照以下路径展开:医患报道的文本框架——医患报道的新闻生产框架——医患报道的受众框架。具体而言,本书通过对医患报道文本框架的分析,勾勒出医患报道的报道倾向的阶段性特征;通过对医患报道新闻生产框架的考察,呈现医患报道倾向的阶段性变化原因及可能的影响因素;通过对医患报道受众框架的调查,确定各类因素对受众框架的影响程度。

以上分析路径中存在两个问题需要明确:①本书的重点在哪里？②医患报道的研究时间段如何确定？

先来看第一个问题,本书的重点在哪里？

目前采用框架理论的研究中,大多数从文本框架、生产框架、受众框架中选取一个框架维度进行重点展开,现有研究大量集中于对新闻文本框架的考察。有学者对框架理论在我国新闻传播学领域中的应用研究作了细致分析,通过对 2015 年末之前与框架理论有关的577 篇论文(316 篇期刊论文,261 篇学位论文)进行研究,结果发现新闻生产的框架研究、受众框架研究非常稀缺,目前我国框架理论的应用研究中 85％为文本框架。[57]

关于医患报道文本框架的研究量虽然大,但能回答实质性问题的却不多。此类研究的研究路径主要分为两种:一比较几种报刊、电视、网络媒体的医患报道的框架特点;二对某一医患事件的一系列报道展开框架分析。此类研究结论颇为相似,分析结论常常限于框架的分类和特点描述。

但是,对文本框架的分析无法呈现出更多内涵。文本框架的分析结果只能告诉我们框架最终是什么样子,却无法告诉我们为什么会成为这个样子。只有通过对新闻生产框架的探究才可能挖掘出更多隐藏的信息和内涵,才能不仅仅揭示出此刻框架是什么样子,还能揭示出为什么会呈现出这个样子,这才是笔者最感兴趣的部分。但可惜的是,目前国内关

于新闻生产框架的研究非常少，即使有，也是通过对网络、书籍、期刊论文等二手资料的采集汇编整合而成，缺乏基于一手资料的生产框架研究。

因此，本书将医患报道的新闻生产框架作为研究重点。通过整合梳理深度访谈获取的大量一手资料，力图回答医患报道的各类框架从何而来、如何运作、如何互动以及如何生成等问题。

第二个问题，如何确定研究时间段？

研究时间段的选择对于确定医患报道倾向的变化周期而言是一个重要问题。如果研究时间段太短则无法呈现出医患报道倾向的变化周期过程；如果研究时间段太长，鉴于精力和时间有限，影响研究质量。参考已有的关于医患报道的研究，时间跨度最长的研究是16年[58]，最短的是1年[59-60]，我国最早的医患报道研究开始于1980年[61]，大量医患报道研究始于2001年[62-69]，其中大部分医患报道研究集中于2010年到2015年的医患报道[70-76]，相对而言，近3年（即2016—2018年）的相关研究较少。

因此，本书取折衷方案，选取2011—2018年共8年的医患报道，包含研究较少的近3年。2011年之前的报道框架可通过梳理大量既有的研究结论获得，旨在搭建起一个相对完整的医患报道图景。

此外，还涉及一个操作层面的问题。根据建构主义主张，框架不是一个既定的静态的概念，而是一个变化的发展的概念——即意味着媒介框架在不同时期会呈现出不同特点。现有的部分研究惯于把媒介框架视为一个静态概念，表现在操作层面上：部分研究把多年的医患报道框架作为一个整体进行分析[77-81]，比如有研究把2001—2016年共16年的医患报道的数据作为一个整体分析，而不是按照年份来呈现。按年份分析可以清晰呈现医患报道框架的变化过程，而作为一个整体进行分析则无法呈现框架的变化过程和发展趋势。

因此，本书遵循建构主义主张，采取动态的、变化的视角来看待媒介框架。在内容分析的具体操作层面上，按年份来分析、呈现数据结果，力图呈现医患报道框架的变化图景。

二、研究方法

本书分为三大部分，分别考察医患报道的文本框架、生产框架和受众框架。

第一部分是医患报道的文本框架研究，重点考察医患报道倾向的变化趋势和变化过程，这一章主要采用内容分析法，采取"框架清单"分析路径考察医患报道的文本框架。上文提及，相当一部分研究惯将历年来的医患报道作为一个整体来呈现，存在无法揭示医患报道倾向的周期性变化特征等弊端。因此，这部分将分析结果按年份为单位进行呈现及分析，力图厘清历年来医患报道框架的变化过程及趋势，描绘医患报道倾向的变化周期图景。

第二部分考察医患报道的新闻生产框架，这一部分属于"过程性问题"，[82]此类问题比较适合于质性研究，这部分计划采用质性研究中的深度访谈法，对涉及的机构和人员进行深度访谈。本书主要涉及的机构包括媒体、医院。其中医院还涉及两类部门，一类是医院的业务部门，包括各科室等；另一类是医院的宣传部门，近年来医院宣传部门在健康报道中扮演着重要角色。访谈具体涉及的人员包括：长期从事医疗卫生条线的记者、编辑、副主编,以及医院宣传部部长或负责人、宣传人员、医生、护士、后勤人员等。通过一手访谈资料,力图还原医患报道新闻生产过程中各种力量的互动博弈和纠缠过程,以及各类因素对医患报道倾向可能产生的影响。

第三部分考察医患报道的受众框架,这部分主要采用问卷调查法,重点考察受众对目前医患报道的接受态度和对医患关系的一般态度,并将受众框架与媒介框架进行比较,发现两种框架存在的差异,找出受众接受框架的潜在特征。

三、章节安排及各章重点问题

本研究以框架理论视角切入,以"报道倾向"为考察重点,力图呈现医患报道倾向的变化过程和变化趋势,并考察影响报道倾向转变的因素。本书按照"文本框架——发现医患报道倾向转变""新闻生产框架——考察医患报道倾向转变的原因""受众框架——发现与媒介框架的差异"搭建起全文脉络。

基于上述脉络,本书主要分为三部分,分别对应上述医患报道的文本框架、新闻生产框架和受众框架。在每一部分的展开过程中,重点关注医患报道倾向,力图呈现医患报道倾向周期图景。

第一部分(第二章)主要考察医患报道的文本框架。关注医患报道倾向的变化趋势和变化过程,本章重点考察医患报道是否存在报道倾向上的转变? 如果医患报道的确存在报道倾向上的转向,那么,尝试确定报道倾向转变的各个阶段,以勾勒出医患报道倾向的阶段性特征。

第二部分(第三章)主要考察医患报道的新闻生产框架。关注医患报道倾向的转向是如何发生、发展的,存在哪几类影响因素,这些因素是如何推动医患报道倾向发生转向的。在医患报道新闻生产过程中,记者、编辑、医院宣传部、政府宣传部门扮演着什么样的角色,这些角色随着时间的推进是如何互动的? 这种互动对医患报道的倾向产生着什么样的影响? 媒介技术在其中扮演着什么样的角色? 政治力量是否如通常所预料得那样强大? 本章是本研究的核心章节。

第三部分(第四章)主要考察医患报道的受众框架。关注的是受众框架与媒介框架是否存有差异? 哪些因素影响了受众的接受框架? 和前文关系上来看,这一章主要作为对第一部分医患报道文本框架的补充。

本章注释

[1] 新华报业网. 80%医院有过严重医患纠纷! 一年超 10 万件! 听业内大咖们怎么说[Z/OL]. (2018-05-06)[2019-01-02.]http://news.sina.com.cn/o/2018-05-06/doc-ifzfkmth9680586.shtml.

[2] 中国医师协会. 2017 中国医师执业状况白皮书[R/OL]. (2018-01-10)[2018-10-23]. http://www.cm-da.net/rdxw2/11526.jhtml.

[3] 中国医师协会. 2017 中国医师执业状况白皮书[R/OL]. (2018-01-10)[2018-10-23]. http://www.cm-

da. net/rdxw2/11526. jhtml.

[4] 塔奇曼. 做新闻[M]. 北京：华夏出版社,2008.

[5] 李普曼. 公众舆论[M]. 上海：上海人民出版社,2006.

[6] Gregory B. A theory of play and fantasy：a report on theoretical aspects of the project of study of the role of the paradoxes of abstraction in communication[J]. Psychiatric research reports,1955,12(2)：39-51.

[7] 万小广. 论架构分析在新闻传播学研究中的应用[J]. 国际新闻界,2010,9：6-12.

[8] Goffman E. Frame Analysis：An Essay on the organization of experience[J]. Contemporary ontemporary sociology-a journal of reviews,1981,10(1)：60-68.

[9] Goffman E. Frame Analysis：An Essay on the Organization of Experience[M]. Boston：Northeastern University Press,1986：21.

[10] 同9.

[11] 郭佳丽. 东方卫视医患关系新闻报道研究(2012－2014)[D]. 上海：华东师范大学,2006：15.

[12] Reese S D,Gandy O H,Grant A E. Framing Public Life[M]. Mahwah：Erlbaum,2001.

[13] 吉特林. 新左派运动的媒介镜像[M]. 张锐,译. 北京：华夏出版社,2007：导言14.

[14] 吉特林. 新左派运动的媒介镜像[M]. 张锐,译. 北京：华夏出版社,2007：13-14.

[15] Gitlin T. The whole world is watching[M]. Berkeley,CA：The University of California Press,1980. 转引自张敏华. "新台湾之子"的媒体形象：外籍配偶子女之新闻框架研究[D]. 中国台北："国立"中正大学,2005.

[16] 吉特林. 新左派运动的媒介镜像[M]. 张锐,译. 北京：华夏出版社,2007：6-7.

[17] Lawrence R G. Game-Framing the Issue：Tracking the Strategy Frame in Public Policy News[J]. Political Communication,2000,17(2)：93.

[18] Entman R M. Framing：Toward clarification of a fractured paradigm[J]. Journal of Communication, 1993,43(4)：51-58.

[19] Entman R M. Framing：Toward clarification of a fractured paradigm[J]. Journal of Communication, 1993,43(4)：51-58.

[20] 臧国仁. 新闻报道与真实构建：新闻框架理论的观点[C]. "国立"政治大学传播学院,传播研究集刊, 1998(12)：36.

[21] Gamson W A,et al. Media&the social construction of reality[J]. Annual Review of Sociology,1992, 18：373－393. 转引自臧国仁. 新闻媒体与消息来源——媒介框架与真实建构之论述[O/ML]. 中国台北：三民书局,1999.

[22] Gamson W A, Modigliani Andre. The Changing Culture of Affirmative Action[J]. Research in Political Sociology,1987,3：143.

[23] Gamson W A,et al. Media&the social construction of reality[J]. Annual Review of Sociology,1992, 18：373－393. 转引自臧国仁. 新闻媒体与消息来源——媒介框架与真实建构之论述[O/ML]. 中国台北：三民书局,1999.

[24] David H W. Thoughts on agenda setting,framing and priming[J]. Journal of Communication,2007, 57：142-147.

[25] Iyengar&Simon,1993;McCombs&Ghanem,2001;Takeshita,1997. 转引自夏倩芳,张明新. 新闻框架与固定成见:1979－2005 年中国大陆主流报纸新闻中的党员形象与精英形象[J]. 新闻与传播研究,2007,14(2):29-41.

[26] Norris P. The restless search light:Network news framing of the post-cold War world[J]. Political Communication,1995,12:357-470.

[27] Gans H. Deciding what's news[M]. New York:Harper and Row,1979:7.

[28] 潘忠党. 架构分析:一个理论亟需澄清的领域[J]. 传播与社会学刊,2006(1):17-46.

[29] 安维复. 社会建构主义:后现代知识论的"终结"[J]. 哲学研究,2005,9:60-67.

[30] 同[29].

[31] 同[29].

[32] 同[29].

[33] 杜涛. 框中世界:媒介框架理论的起源、争议与发展[M]. 北京:知识产权出版社,2014:24-30.

[34] 同[29].

[35] 同[29].

[36] 钟蔚文. 从媒介真实到主观真实——看新闻、怎么看? 看到什么? [M]. 台北:正中出版社,1992. 转引自王光悦. 媒介报道之政策议题类型与其框架之研究——以第五届立法委员为例[D]. 中国台北:"国立"政治大学,2005:17

[37] 郭佳丽. 东方卫视医患关系新闻报道研究(2012－2014)[D]. 上海:华东师范大学,2006:17.

[38] 臧国仁. 新闻媒体与消息来源:媒介框架与真实建构之论述[M]. 中国台北:三民书局,1999.

[39] Entman R M. Framing:Toward clarification of a fractured paradigm[J]. Journal of Communication,1993,43(4):51-58.

[40] Semetko H A, Valkenburg P M. Framing European Politics:A Content Analysis of Press and Television News, Journal of Communication,2000,50(2).

[41] Chyi H I, McCombs M E. Media Salience and the Process of Framing:Coverage of the Columbine School Shootings. Journalism and Mass Communication Quarterly, 2004, 81(1).

[42] Scheufele D A, Tewksbury D. Framing, Agenda Setting, and Priming:The Evolution of Three Media Effects Models[J]. Journal of Communication, 2007, 57(1):9-20. 转引自党明辉. 公共舆论中负面情绪化表达的框架效应——基于在线新闻跟帖评论的计算机辅助内容分析[J]. 新闻与传播研究,2017,4:41-63.

[43] 臧国仁. 新闻媒体与消息来源——媒介框架与真实构建之论述[M]. 中国台北:三民书局,1999:51. 转引自颜梅,庄剑锋. 框架理论视野下的电视法制新闻报道研究——以"药家鑫案"的报道为例[J]. 国际新闻界,2012(8):61-66.

[44] 孙彩芹. 框架理论发展 35 年文献综述[J]. 国际新闻界,2010(9):18-24,62.

[45] J W Tankard. The empirical approach to the study of media framing. In S. D. Reese, O. H. Gandy, A. E. Grant(Eds.). Framing public life:Perspectives on media and our understanding of the social world[M]. New Jersey:Erlbaum,2003:95-106.

[46] Tankard J W,"The Empirical Approach to the Study of Media Framing",in Reese,S. D.,Gandy,O. H.,Grant A. E. (eds.),Framing Public Life, Mahwah, Erlbaum, 2001:95-106.

[47] 潘忠党.架构分析:一个亟需理论澄清的领域[J].传播与社会学刊(中国香港),2006,1.

[48] 臧国仁.新闻报道与真实构建:新闻框架理论的观点[C]."国立"政治大学传播学院传播研究集刊,1998(12):36

[49] Gamson W A, Modigliani A. Media Discourse and Public Opinion on Nuclear Power:A Construction-ist Approach[J]. American Journal of Sociology,1989(95): 1-37.

[50] 唐闻佳."3·14"西藏报道中的国际媒体分化形象分析[J].国际新闻界,2008,5:38-42.

[51] 王培培.近年新闻传播领域框架理论研究综述[J].青年记者,2009,21:53-54.

[52] Entman R M. Framing:Toward Clarification of a Fractured Paradigm[J]. Journal of Communication,1993,43(4): 52.

[53] 臧国仁.新闻报道与真实构建:新闻框架理论的观点[C]."国立"政治大学传播学院,传播研究集刊,1998(12):36

[54] 黄旦.传者图像:新闻专业主义的建构与消解[M].上海:复旦大学出版社,2005:231-232.

[55] 陈阳.框架分析:一个亟待澄清的理论概念[J].国际新闻界,2007(4):19-23.

[56] 潘忠党.框架分析:一个亟需理论澄清的领域[J].传播与社会学刊(中国香港),2006,1.

[57] 郭冬阳.框架理论在我国新闻传播领域的应用研究——基于对国内文献的量化分析[D].南宁:广西师范学院,2017:40.

[58] 李卓倧.新闻框架视角下医患关系报道研究——以2001-2016年《中国青年报》为例[D].兰州:兰州大学,2017:19,26.

[59] 徐璐,杜伟钊.医疗类新闻报道倾向性研究[J].新闻爱好者,2011,15:32-33.

[60] 陈雪春.沈阳地区报纸医患关系报道的呈现与受众认知研究[D].沈阳:辽宁大学,2017.

[61] 彭曼.我国近期报纸医生的传媒形象研究[D].武汉:华中科技大学,2007.

[62] 张惠娟.医患冲突新闻研究[D].重庆:西南大学,2015.

[63] 吉雪菲.试析我国媒体对"医患关系"的报道方式[D].重庆:西南大学,2014:21.

[64] 李卓倧.新闻框架视角下医患关系报道研究——以2001-2016年《中国青年报》为例[D].兰州:兰州大学,2017:19+26.

[65] 侯琳.《南方周末》和《钱江晚报》医患关系报道的框架分析[D].杭州:浙江传媒学院,2016.

[66] 江爱霞.《中国青年报》医患关系报道研究[D].南昌:南昌大学,2014.

[67] 陈步伟.新医改背景下医生媒介形象研究——以《人民日报》和《现代快报》为例[D].南京:南京大学,2013.

[68] 葛梦姣.框架理论视角:都市报中的医生形象——以《华商报》中的医生报道为例[D].西安:西北大学,2014.

[69] 谷鹏.从新媒体传播的医患报道中解读医生媒介形象——以新浪微博(2009-2016)为例[D].苏州:苏州大学,2017.

[70] 徐璐,杜伟钊.医疗类新闻报道倾向性研究[J].新闻爱好者,2011,15:32-33.

[71] 迟晓婷.新华网(2010-2014)医患关系报道的框架分析[D].保定:河北大学,2015.

[72] 朱琳.框架理论视角下的《健康报》医患纠纷报道研究——以2010年-2014年《健康报》为例[D].济南:山东师范大学,2016.

[73] 阳欣哲.媒体传播对医患关系影响研究[D].上海:上海交通大学,2012:135.

［74］郭丽佳.东方卫视医患关系新闻报道研究(2012－2014)［D］.上海：华东师范大学,2015.

［75］张帆.网络媒体中的医患纠纷报道研究——以新浪网为例［D］.重庆：重庆大学,2016:23.

［76］李林蔚.《南方都市报》医患关系报道框架研究［D］.广州：暨南大学,2017.

［77］张惠娟.医患冲突新闻研究［D］.重庆：西南大学,2015

［78］陈步伟.新医改背景下医生媒介形象研究——以《人民日报》和《现代快报》为例［D］.南京：南京大学,2013.

［79］谷鹏.从新媒体传播的医患报道中解读医生媒介形象——以新浪微博(2009－2016)为例［D］.苏州：苏州大学,2017.

［80］陈雪春.沈阳地区报纸医患关系报道的呈现与受众认知研究［D］.沈阳：辽宁大学,2017.

［81］刘雅睿.媒体医患关系报道框架研究——以《人民日报》与《南方都市报》为例［D］.重庆：重庆大学,2017.

［82］陈向明.质的研究方法与社会科学研究［M］.北京：教育科学出版社,2009:80.

第二章　医患报道的文本框架

第一节　研究设计

一、研究对象

(一)媒介选择

本研究选择三个移动新闻客户端:《人民日报》App、《澎湃新闻》App、《凤凰新闻》App 作为研究对象,主要基于以下几个原因:

1.手机阅读成为主流

首先,手机阅读已经替代电脑阅读、纸媒阅读,成为最主流的阅读方式。据中国互联网络信息中心(CNNIC)第 43 次《中国互联网络发展状况统计报告》显示,截至 2018 年 12 月,我国手机网民规模达 8.17 亿,网民通过手机接入互联网的比例高达 98.6%。[1]手机移动客户端 App 突破了地域限制,已经替代了电脑网页阅读,成为主流阅读方式。

其次,新闻客户端 App 是社交平台的主要新闻内容提供者。"二微"平台(微信、微博)已经成为大多数年轻人获取新闻消息的主要来源,而微信、微博的绝大部分医患报道均转载自手机新闻客户端。

再次,与手机自媒体大 V 相比,传统主流媒体具有无可比拟的权威性和影响力。《人民日报》App、《澎湃新闻》App、《凤凰新闻》App 是三家具有代表性的新闻客户端,均有传统媒体背景。《人民日报》App 是《人民日报》的手机客户端;《澎湃新闻》App 脱胎于《东方早报》;《凤凰新闻》App 和凤凰卫视渊源颇深。有了传统媒体背书,三款 App 的公信力比起许多自媒体要高得多,影响力也更大。

2.三家媒体具有代表性

一方面,三款 App 具有不同地域特色。《人民日报》App 总部设在北京;《澎湃新闻》App 总部设在上海;《凤凰新闻》App 所属凤凰卫视控股有限公司,公司总部位于香港,大陆中心在深圳。北京、上海、深圳是中国最具特色的三座城市,分别代表了三种地域文化。北京作为首都,象征着国家权力;上海作为全国金融中心,是海派文化的发源地,融合了传统与现代特征;深圳是中国设立的第一个经济特区,与香港一水之隔,深受香港文化影响,最为自由开放。

另一方面,三款 App 分表代表了党媒、商业媒体、介于党媒和商业媒体之间三种媒介属性。《人民日报》是中共中央党媒,《人民日报》App 代表着党中央话语。《澎湃新闻》App 脱胎于上海《东方早报》,性质处于市场化媒介和党媒之间。《凤凰新闻》App 所属凤凰卫视,是一家商业媒体,主要以赢利为目的。

3. 三家媒体具有影响力

苹果手机 App Store(苹果商店)的"新闻"类客户端排行中,《凤凰新闻》App 排行第 4 位,评分 4.8 分(满分 5 分),2526 个评分;《人民日报》App 排行第 8 位,评分 4.8 分(满分 5 分),5643 个评分;《澎湃新闻》App 排行第 16 位,评分 4.8 分(满分 5 分),92810 个评分。从排行情况和评分来看,三款 App 是广受使用和好评的主流新闻客户端。

(二)研究文本选择

本书考察的是三家新闻客户端的医患关系报道,因而先要鉴定清楚什么是"医患关系报道",医患关系报道分为广义和狭义两种。

广义上,医患关系报道涉及范围广大,包括:医疗体制改革、医保制度、药价控制、健康知识科普、医患矛盾调解、医患纠纷冲突、医患情、医患主题文娱节目及产品等,但凡涉及医患问题的都属于广义上的医患关系报道。

狭义上,医患关系报道是指和医疗行为有关,且涉及医患双方利益的新闻报道,具体包括:医患冲突(暴力、非暴力)、医患情、医患现状等。

本书关注的是狭义上的医患关系报道。

首先,报道对象限定于医方和患方。医方指医疗行为过程中的医院、医生、护士、管理人员等医务人员群体;患方指患者及其家属、监护人员以及其所在的工作部门、单位等群体。

其次,报道内容涉及医患权力和职责。主要是指在医疗服务过程中涉及医患双方的权力和职责问题。

最后,报道内容涉及医患利益。考察医疗服务过程中和医疗环境中医患双方利益问题,包括医患双方利益的被侵害、医患双方友爱互利等。

(三)研究时间段选择

横向上,考察 2017—2018 年《人民日报》App、《澎湃新闻》App、《凤凰新闻》App 三个新闻客户端的医患关系报道。

纵向上,考察 2011—2018 年《人民日报》App 的医患关系报道。选择《人民日报》App 一家媒体作为纵向考察对象,出于两方面考虑:一是研究精力、时间有限。二是《人民日报》App 是中共党媒客户端,其影响力在三家媒体中最大,且人民网上的医患关系报道保存全面,可以追溯至 2011 年。

(四)样本抽取

横向上,本书以"医患关系""医生""患者"作为关键词,在《人民日报》App、《澎湃新闻》App、《凤凰新闻》App 上进行搜索,选取 2017 年 1 月 1 日至 2018 年 8 月 1 日的医患关系报道,由于《凤凰新闻》App 保存新闻篇数有限,故通过《凤凰新闻》App 网页版凤凰网进行补充搜索,搜索结果去重后,分别获得样本:《人民日报》36 则、《澎湃新闻》102 则、《凤凰新闻》114 则,共计 252 则样本。

纵向上,以"医患关系""医生""患者"作为关键词,在《人民日报》App 进行搜索,由于《人民日报》App 于 2014 年 6 月 12 日上线,[2] 故 2011 年 1 月—2014 年 6 月 11 日的医患关系报道通过《人民日报》App 的网页版人民网进行搜索。每年限定抽取报道数量 20～22篇,抽取方法为搜索结果按照相关性排序后,选取网页和 App 上每年前 20～22 条医患关系报道,计算中以百分比计。共获得 2011—2018 年《人民日报》医患报道样本总计 165 则。

二、研究问题、研究方法

(一)研究问题

针对本章拟解决的核心问题"医患报道是否存在报道倾向上的转向",本章将从横向和纵向两个层面来回答这个问题。

横向上,主要考察《澎湃新闻》《凤凰新闻》《人民日报》三大新闻媒体(2017—2018 年)医患报道倾向的变化特征。主要从报道基调框架、报道偏向框架、报道框架、主题框架、消息来源框架等方面展开。

纵向上,主要考察《人民日报》(2011—2018 年)医患报道倾向的变化特征。主要从报道基调框架、报道偏向框架、报道框架、主题框架、消息来源框架等方面展开。

(二)研究方法

本章采用内容分析法,结合计算机辅助数据分析软件,探究样本报道的词语、体裁、篇幅、图片、标题、消息来源、立场基调等元素特征,分析医患关系报道倾向的框架变化趋势。

三、类目建构

本研究以框架理论为指导理论,以谭克达的框架清单法为具体研究路径,结合前人研究经验和本研究实际需求,建构了以下清单类目:

1.事发地点:事发地点即医患报道中具体医患事件的事发地点。

指标说明:本类目旨在考察《人民日报》(北京)、《澎湃新闻》(上海)、《凤凰新闻》(香港、广东深圳)三家媒体的医患报道和其媒体所在地域有无明显关联。

①上海:报道中明确表述事发地点在上海的报道归入此类。

②北京:报道中明确表述事发地点在北京的报道归入此类。

③香港:报道中明确表述事发地点在香港的报道归入此类。

④广东:报道中明确表述事发地点在广东的报道归入此类。

⑤国内其他地区:报道中明确表述事发地点是除上海、北京、香港、广东以外的省市归入此类。

⑥模糊:报道中没有提及具体事发地点。

2.稿件来源:主要指稿件是否原创,分为原创、转载两类。

指标说明:本类目旨在分析《人民日报》《澎湃新闻》《凤凰新闻》三家媒体的原创报道和转载报道的比例,为进一步的深入研究做好准备。

①原创:若标明为原创作品的医患报道,归为此类。

②转载:若从其他媒体上转载的医患报道,归为此类。

3.**转载来源**:本类目旨在考察三家媒体转载其他媒体报道的来源。

指标说明:本类目旨在分析《人民日报》《澎湃新闻》《凤凰新闻》三家媒体转载的医患报道的来源。

①党报/机关报:转载自国家、省市级的党办报纸或机关报的医患报道,归为此类。

②商业新闻报:转载自商业类的报刊的医患报道,归为此类。

③都市报:转载自都市报的医患报道,归为此类。

④其他期刊:转载自期刊类的医患报道,归为此类。

⑤网站:转载自除以上①—④传统媒体外的新闻网站,比如门户网站的医患报道,归为此类。

⑥微信公众号:转载自个人、机构或组织的微信公众号的医患报道,归为此类。

⑦新媒体客户端:转载自新闻类移动客户端的医患报道,归为此类。

4.**报道体裁**:主要指医患报道的文本类型。

指标说明:本类目旨在分析医患事件主要以何种体裁进行报道。

①消息:篇幅短小,以陈述简单事实为主的医患报道。

②通讯/特稿/专题报道:篇幅较长,以详细陈述细节为主的医患报道。

③评论:对医患事件进行观点性评论为主。

④图片新闻:通篇以图片形式呈现医患事件。

⑤人物专访:对专家、医生、患者、学者等人物的采访报道。

5.**报道篇幅**:指医患报道的字数。

指标说明:本类目旨在分析医患事件主要以多少字数进行报道。

①200字以内:字符数在200个以内的医患报道(不含200)。

②200~500字:字符数在200~500个以内的医患报道(含200,不含500)。

③500~1000字:字符数在500~1000个以内的医患报道(含500,不含1000)。

④1000~2000字:字符数在1000~2000个以内的医患报道(含1000,不含2000)。

⑤2000字以上:字符数在2000个以上的医患报道(含2000)。

6.**图文方式**:指医患报道中图片的使用情况。

指标说明:本类目旨在分析医患报道有无使用配图。

①纯文字:只有文字表述,没有图片。

②图文结合:文字表述结合图片使用。

③纯图片:只有图片使用。

7.**描述与解释**:指对医患事件的事实陈述和意见表达的情况。

指标说明:本类目旨在分析医患报道的主客观性程度。

①有描述也有解释:既有事实陈述也有意见表达。

②纯描述:只有事实陈述。

③无法判断:以上两者情况都不符合。

8.议题:指医患报道涉及的主题内容。

指标说明:本类目旨在分析医患报道的主题分布情况。

①医疗纠纷事件发展/过程:关于非暴力性医疗纠纷事件的报道。

②涉医恶性事件:关于暴力性医疗纠纷事件的报道,包括对医暴力和医闹事件。

③知识延伸/卫生知识解读:对医学相关知识及争议点的普及与讨论。

④媒体评论:对医患关系的新闻评论。

⑤医患声音:医生和患者对医患关系、医患事件的观点及看法。

⑥专家学者建言献策:专家学者对医患关系的建言献策。

⑦就医现状/调查情况/医生现状/调查数据:对医疗行业、医生职业现状、患者就医等情况的调查。

⑧正面典型:讲述医患情、医生个人先进典型事迹。

⑨医媒关系:关于医生、医院与媒体间关系的报道。

⑩制度法律层面:医患关系涉及的制度和法律问题的探讨。

⑪其他:不属于以上任何一类。

9.总体框架:主要指医患报道的出发点。

指标说明:本类目旨在分析医患报道从何种角度进行阐释。

①纯冲突框架:主要阐释患者及家属和医生医院间的利益冲突。

②人情味框架:主要阐释医生和患者间的温情故事。

③经济影响框架:主要从经济后果角度阐释医患事件或者医患关系。

④道德和责任框架:主要从道德和责任角度评价医患事件或医患关系。

⑤制度法律框架:主要从制度层面来分析医患事件。

⑥描述性框架:无意见,纯事实。

10.归因框架:指报道对医患事件发生原因的分析。

指标说明:本类目旨在分析医患报道主要从哪些角度对事件进行归因。

①经济利益框架:主要从经济利益层面对医患事件进行归因。

②道德标准框架:主要从道德层面对医患事件进行归因。

③政府责任框架:主要从政府责任、制度层面对医患事件进行归因。

④专业水平框架:主要从医生专业技术层面对医患事件进行归因。

⑤信息不对称框架:主要从医患双方掌握的信息不对称层面对医患事件进行归因。

⑥医院管理框架:主要从医院体制和管理方式层面对医患事件进行归因。

⑦描述性框架:纯事实描述,无原因分析。

11. 报道思路:指医患报道的写作思路

指标说明:本类目旨在分析医患报道的写作思路有哪几种模式。

①政府—政策:强调政府提出的和医患关系有关的政策。

②冲突—后果:强调发生了哪些医患冲突和纠纷,产生了哪些后果。

③和谐—温情:强调医患和谐关系。

④关系—质疑:强调医患关系的现状、问题并提出质疑和拷问。

⑤问题—应对:强调医患关系面临哪些问题,应该采取哪些应对方式。

12. 图式结构:指报道文本的写作结构。

指标说明:本类目旨在分析医患报道主要运用了哪些写作结构。

①标题:医患报道是否有标题。

②导语:医患报道是否有导语。

③主要事件:医患报道是否对主要事件进行了描述。

④后果/结果:医患报道是否交代了事件的后果、结果。

⑤环境描述:医患报道是否交代了该事件背景。

⑥以前事件:医患报道是否交代了同类事件的情况。

⑦口头反应:医患报道是否对当事人进行了采访。

⑧预测与评价:医患报道是否对该事件进行了评价,对未来发展趋势进行了预测。

13. 标题基调:指标题透露出的倾向和内涵。

指标说明:本类目旨在分析医患报道标题的内在倾向。

①积极标题:标题肯定某一医患现象。

②消极标题:标题质疑某一医患现象。

③中立:标题的观点中立。

④无倾向/无观点:标题没有明显观点。

14. 报道总体基调:指通篇报道透露出的立场和态度。

指标说明:本类目旨在分析医患报道的整体倾向和立场。

①正面:肯定某一医患现象。

②负面:批评某一医患现象。

③中立:报道态度中立。

15. 报道视角:指报道叙述的主体立场。

指标说明:本类目旨在分析医患报道隐含的叙述视角。

①患方视角:报道主要从患者角度与进行叙述。

②医方视角:报道主要从医生角度进行叙述。

③兼顾医患立场:报道兼顾医患双方视角进行叙述。

④官方视角:报道主要从政府角度进行叙述。

⑤其他:报道主要从媒体视角进行叙述。

16.报道偏向:指报道文本透露出维护某一群体的倾向。

指标说明:本类目旨在分析医患报道隐含的倾向。

①偏向医护人员:报道文本透露出维护医护人员的倾向。

②偏向患者:报道文本透露出维护患者及患者家属的倾向。

③中立态度:报道文本倾向中立。

④无:报道文本没有透露出立场。

17.消息来源:指报道中出现的采访对象、引语的来源。

指标说明:本类目旨在分析医患报道更多采用哪一方引语作为消息来源。

①无法判断的消息来源:没有交代消息来源。

②其他新闻媒体:消息来源来自于其他媒体的报道。

③记者:消息来源来自记者。

④意见领袖:消息来源来自除媒体/官员/学者外的意见领袖。

⑤学者:消息来源来自学者专家。

⑥旁观者:消息来源来自事件旁观者。

⑦患方本人:消息来源来自患方本人。

⑧患方家属/监护人:消息来源来自患者监护人,或者其他患方家属。

⑨政府机构/官员:消息来源来自政府单位或者政府官员。

⑩法律条文/会议文件:引用法律条文或者会议文件作为消息来源。

⑪医院管理层:消息来源来自于医院管理层,包括:医院宣传部领导、院长、科室主任等。

⑫其他医生:消息来源来自非涉事医生。

⑬涉事医生:消息来源来自涉事医生。

⑭涉事护士:消息来源来自涉事护士。

⑮其他护士:消息来源来自非涉事护士。

⑯网友评论:消息来源来自网友评论。

⑰无:无引用、无采访。

18.双方出场:指医患双方的引语在报道中出现的比重。

指标说明:本类目旨在进一步分析医患报道消息来源的比重。

①仅患者:消息来源仅引用患者方。

②仅医务人员:消息来源仅引用医务人员方。

③患者多:患方引语比医务人员引语比重多。

④医务人员多:医务人员引语比患方引语比重多。

⑤双方平均:医务人员引语和患方引语比重差不多。

⑥双方均无:既没有医务人员引语,也没有患方引语。

19.网民评论数:指网民对一篇医患报道的评论数量。

指标说明:本类目旨在考察一篇医患报道受读者关注的程度。

①0条:没有网民评论。

②1~10条:网民评论数1~10条(包含10条)。

③11~50条:网民评论数11~50条(包含50条)。

④51~100条:网民评论数51~100条(包含100条)。

⑤101~300条:网民评论数101~300条(包含300条)。

⑥301~500条:网民评论数301~500条(包含500条)。

⑦500条以上:网民评论数500条以上(不包含500条)。

20.点赞数:指网民对一篇医患报道的点赞数量。

指标说明:本类目旨在考察一篇医患报道受读者欢迎的程度。

①0个:没有网民点赞。

②1~10个:网民点赞数1~10个(包含10个)。

③11~50个:网民点赞数11~50个(包含50个)。

④51~100个:网民点赞数51~100个(包含100个)。

⑤101~300个:网民点赞数101~300个(包含300个)。

⑥301~500个:网民点赞数301~500个(包含500个)。

⑦501~1000个:网民点赞数501~1000个(包含1000个)。

⑧1000个以上:网民评论数1000个以上(不包含1000个)。

第二节　医患关系报道的文本框架

一、医患关系报道的基本情况

(一)医患报道涉及的事发地点

380篇医患报道的事发地点占第一位的是国内其他地区(233篇,60%);第二位是模糊(72篇,19%);第三位是北京(42篇,11%);第四位是上海(21篇,5%);第五位是广东(18篇,5%);最少事发地为香港(1篇,0%)。

图2-1　全部样本事发地点统计

（二）医患报道的稿件来源大部分为转载

图 2-2　全部样本稿件源统计

原创比例上，所有样本中转载占全部样本的 76%（288 篇）；原创占 24%（92 篇）。从原创比例来看，新媒体时代原创报道数量偏少，三家媒体 76% 的医患报道转载自其他媒体平台，原创报道数量偏少是新媒体时代的信息特征。

（三）医患报道的转载来源以党报/机关报为主

图 2-3　全部样本转载来源统计

三家媒体上医患报道的转载来源以党报/机关报为主占总转载的 22%（63 篇），其次是微信公众号占 22%（62 篇），再次是都市报占 21%（61 篇）、网站占 21%（60 篇），这四部分转载来源占了总转载的 86%。占比较少的是商业新闻报占 8%（24 篇）、其他期刊占 5%（15 篇）。值得注意的是，四大转载来源中传统媒体［党报/机关报（63 篇，22%）和都市报（61 篇，21%）］总占比 43%，新媒体［微信公众号（62 篇，22%）和网站（60 篇，21%）］总占比也为 43%，意味着新媒体报道已占医患报道转载来源的半壁江山，个人和机构的自媒体［微信公众号（62 篇，22%）］占医患报道转载来源的 20%。可见，个人和机构的自媒体在医患报道中已开始掌握一定程度话语权，这对医患报道的转向意义重大。

（四）医患报道的报道体裁以通讯为主

医患报道的报道体裁以通讯/特稿/专题报道为主（170 篇，45%），其次是评论（123 篇，32%），这两类报道占了总样本的 77%。图片新闻（33 篇，9%）、人物专访（31 篇，8%）、消息类（23 篇，6%）报道较少。

从统计结果来看，医患关系报道大部分以大篇幅的报道为主，媒体较愿意在此话题上

图 2-4 全部样本报道体裁计

展开深挖和讨论。

(五)医患报道的报道篇幅以 1000～2000 字为主

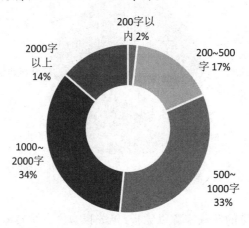

图 2-5 全部样本报道篇幅统计

医患报道的报道篇幅以 1000～2000 字为主(131 篇,34％)。依次是 500～1000 字(126 篇,33％)、200～500 字(63 篇,17％)、2000 字以上(53 篇,14％)。最少的篇幅是 200 字以内(2％),只有 7 篇。

从统计结果来看,有近半数(48％)的医患报道篇幅在 1000 字以上[1000～2000 字(34％)、2000 字以上(14％)],与上述医患报道体裁以通讯类和评论类等大篇幅报道为主相符。

(六)医患报道的纯文字报道和图文报道比例相当

医患报道的纯文字报道和图文报道比例相当。纯文字报道(196 篇,52％),图文报道(180 篇,47％),比例均衡。纯图片报道最少(1％),只有 4 篇。

从统计结果来看,医患报道仍然以纯文字报道为主。笔者在编码统计时发觉,大部分

图 2-6 全部样本图文方式统计

医患报道的配图大多为漫画,或是网络配图,真实医患图片比较少。

(七)医患报道写作以描述加解释为主

图 2-7 全部样本描述与解释情况统计

医患报道写作以描述加解释(269 篇,71%)为主,纯描述报道(104 篇)相对较少,占比 27%。

从统计结果来看,描述加解释报道(71%),与通讯类(45%)、评论(32%)总和(77%)的比例相当,说明大部分通讯类报道以描述加解释性内容为主。

(八)超过半数的医患报道没有专业人士出场

图 2-8 全部样本专业度统计

超过半数的医患报道没有专业人士出场(224篇,59%),即缺乏医生、卫计委、医师协会、第三方专家的采访内容,只有41%的报道有专业人士出场(155篇)。

　　(九)67%的医患报道点赞数为0

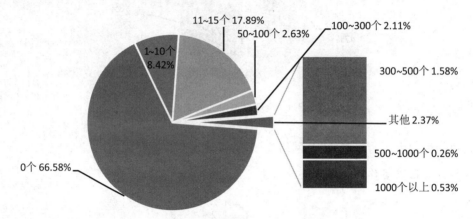

图2-9　全部样本点赞数统计

　　67%的医患报道的点赞数为0(253篇),18%的医患报道的点赞数为11~15个(68篇),8%的报道点赞数为1~10个(32篇),只有3%的报道点赞数达到50~100个(10篇)、2%报道点赞数达到100~300个(8篇)、2%报道点赞数达到300~500个(6篇)、只有1篇报道点赞数达到500~1000个、2篇报道点赞数达到1000个以上(1%)。

　　从统计结果看,绝大多数医患报道不受读者欢迎。

　　(十)63%的医患报道评论数为0

图2-10　医患报道评论数统计图

　　大多数医患报道评论数为0(238篇,63%),按数量依次为11~15条评论(47篇,12%)、100~300条(26篇,7%)、1~10条(24篇,6%)、500条以上(20篇,5%)、50~100条(16篇,4%)、300~500条(9篇,2%)。

从统计结果来看,绝大多数医患报道(81%)评论只有 15 条(含 15 条)或以下(63%＋6%＋12%),评论超过 300 条(含 300 条)或以上的医患报道只占总样本的 7%(5%＋2%)。这部分说明受众关注的医患报道比例较小。

二、横向分析:三家新闻媒体(2017－2018 年)医患关系报道框架

这部分主要考察 2017—2018 年两年间《人民日报》《澎湃新闻》《凤凰新闻》三家移动新闻客户端的医患报道倾向。

(一)三家媒体 2017—2018 年医患报道议题

图 2-11　三家媒体 2017－2018 年医患报道议题比较图

从报道议题来看,近两年三家移动新闻客户端在"正面典型"议题上占比最多。《人民日报》的医患正面典型议题占比 20%(9 篇),《凤凰新闻》的医患正面典型议题占比最多(67篇,54%),《澎湃新闻》医患正面典型议题占比居中(30 篇,33%)。

《凤凰新闻》和《澎湃新闻》2017—2018 年的"正面典型"议题是其所有议题中占比最大的,明显超出了对其他议题的报道。

《人民日报》2017—2018 年"正面典型"议题占其所有议题中第二位,仅次于"媒体评论"议题。究其原因,和《人民日报》的媒体性质有关。《人民日报》代表党中央声音,需要通过大量媒体评论传达中央态度和意见来引导舆论。但值得注意的是,"正面典型"议题是《人民日报》除"媒体评论"之外排第二位的医患议题。

媒体医患报道"正面典型"议题独占鳌头和近年来医患报道倾向的转变有关。关于医患报道倾向的转变问题,本研究将在接下来的章节中作重点阐述,在此仅指出,2017—2018

年"正面典型"议题成为医患报道的第一议题。

　　为了进一步说明医患报道的"正面典型"议题意味着什么,本小节将进一步通过和其他三个主要议题的对比,来说明"正面典型"议题的具体特征。对比主要从报道偏向、报道视角、报道基调、报道思路、总体框架、标题基调六个方面展开。

图 2-12　四大议题报道倾向比较

　　从报道倾向来看,比起其他三个议题,"正面典型"议题明显偏向医护人员(75篇,62%)。"媒体评论"议题只有21%的占比偏向医护人员、"就医现状"议题有33%的占比偏向医护人员、"医疗纠纷(暴力)"议题有37%的占比偏向医护人员。四个议题的"中立"偏向的报道占比差不多(33%～38%之间)。

　　比起其他三个议题,"正面典型"议题偏向患者的占比最少(2篇,2%)。相比之下,"媒体评论"议题有27%的报道偏向患者(26篇,27%)、"就医现状"议题有27%的报道偏向患者(8篇,27%)、"医疗纠纷(暴力)"议题有25%的报道偏向患者(27篇,25%)。

　　所以,从报道倾向来看,"正面典型"议题明显偏向医护人员。

　　从报道视角来看,比起其他三个议题,"正面典型"议题明显偏向医方视角(64篇,53%)。"媒体评论"议题只有5%的占比偏向医方视角(5篇,5%)、"就医现状"议题有17%的占比偏向医方视角(5篇,17%)、"医疗纠纷(暴力)"议题有14%的占比偏向医方视角(15篇,14%)。

　　所以,从报道视角来看,"正面典型"议题明显偏向医方视角。

图 2-13　四大议题报道视角比较

图 2-14　四大议题报道总体基调

从报道总体基调来看,比起其他三个议题,"正面典型"议题明显以正面基调为主(117篇,97%)。"媒体评论"议题有12%的占比以正面基调为主(12篇,12%)、"就医现状"议题有17%的占比以正面基调为主(5篇,17%)、"医疗纠纷(暴力)"议题有6%的占比以正面基调为主(6篇,6%)。

比起其他三个议题,"正面典型"议题负面基调报道为零(0篇,0%)。相比之下,"媒体评论"议题有50%的报道是负面基调(49篇,50%)、"就医现状"议题有73%的报道是负面基调(22篇,73%)、"医疗纠纷(暴力)"议题有64%的报道偏向患者(70篇,64%)。

所以,从报道总体基调来看,"正面典型"议题明显以正面基调为主。

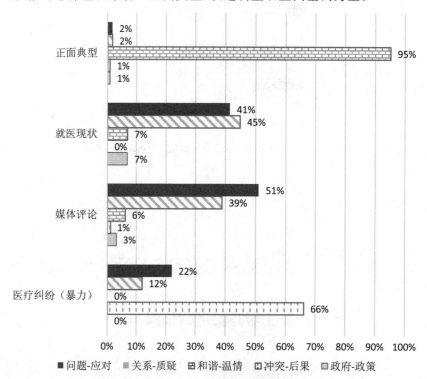

图 2-15　四大议题报道思路比较图

从报道总体思路来看,比起其他三个议题,"正面典型"议题明显偏向"和谐—温情"思路(117篇,95%)。"媒体评论"议题有6%的报道为"和谐—温情"思路(6篇,6%)、"就医现状"议题有7%的报道为"和谐—温情"思路(2篇,7%)、"医疗纠纷(暴力)"议题没有报道为"和谐—温情"思路(0篇,0%)。

所以,从报道总体思路来看,"正面典型"议题明显偏向"和谐—温情"思路。

从报道总体框架来看,比起其他三个议题,"正面典型"议题明显以人情味框架为主(108篇,91%)。"媒体评论"议题有13%的占比为人情味框架(13篇,13%)、"就医现状"议题有6%的占比为人情味框架(2篇,6%)、"医疗纠纷(暴力)"议题有2%的占比为人情味

图 2-16 四大议题总体框架比较图

框架(2篇,2%)。

比起其他三个议题,"正面典型"议题最少采用冲突框架(0篇,0%)。相比之下,"媒体评论"议题有14%的报道采用了冲突框架(14篇,14%)、"就医现状"议题有29%的报道采用了冲突框架(9篇,29%)、"医疗纠纷(暴力)"议题有68%的报道采用了冲突框架(78篇,68%)。

所以,从报道总体框架来看,"正面典型"议题明显采用了人情味框架。

从标题基调来看,比起其他三个议题,"正面典型"议题的标题明显以积极基调为主(100篇,83%)。"媒体评论"议题的标题只有8%的占比为积极基调(8篇,8%)、"就医现状"议题的标题有17%的占比为积极基调(5篇,17%)、"医疗纠纷(暴力)"议题的标题只有3%的占比为积极基调(3篇,3%)。

比起其他三个议题,"正面典型"议题消极基调的标题最少(16篇,13%)。相比之下,"媒体评论"议题有49%的标题基调为消极(48篇,49%)、"就医现状"议题有80%的标题基调为消极(24篇,80%)、"医疗纠纷(暴力)"议题有72%的标题基调为消极(78篇,72%)。

所以,从标题基调来看,"正面典型"议题的标题明显以积极基调为主。

综上,研究发现2017—2018年"正面典型"议题成为三大新闻客户端医患报道的第一议题。进一步研究发现,比起"医疗纠纷(暴力)""媒体评论""就医现状"三个议题,从报道

图 2-17　四大议题标题基调比较图

总体偏向来看,"正面典型"议题明显偏向医护人员;从报道视角来看,"正面典型"议题明显偏向医方视角;从报道总体基调来看,"正面典型"议题明显以正面基调为主;从报道总体思路来看,"正面典型"议题明显偏向"和谐—温情"思路;从报道总体基调来看,"正面典型"议题明显采用了人情味框架;从标题基调来看,"正面典型"议题的标题明显以积极基调为主。

图 2-18　三家媒体 2017—2018 年医患报道的报道思路比较图

（二）三家媒体 2017—2018 年医患报道的报道思路

2017—2018 年，《人民日报》《澎湃新闻》《凤凰新闻》移动客户端的医患报道的报道思路呈现三个特征：

"和谐—温情"为第一报道思路。凤凰网"和谐—温情"思路占比 59％（68 篇，59％）、《澎湃新闻》"和谐—温情"思路占比 38％（38 篇，38％）、《人民日报》"和谐—温情"思路占比 31％（11 篇，31％）。近年来，三大新闻移动媒体在医患报道中主要运用了"和谐—温情"思路。

"问题—应对""关系—质疑""冲突—后果"思路运用较少。"问题—应对"思路在凤凰网、《澎湃新闻》《人民日报》医患近两年的医患报道中分别占比 25％、14％、12％；"关系—质疑"思路在凤凰网、《澎湃新闻》《人民日报》医患近两年的医患报道中分别占比 9％、10％、4％；"冲突—后果"思路在凤凰网、《澎湃新闻》《人民日报》医患近两年的医患报道中分别占比 7％、36％、8％。

"政府—政策"报道思路运用最少。近年来，凤凰网运用"政府—政策"报道思路占比 5％（6 篇，5％）、《澎湃新闻》运用"政府—政策"报道思路占比 3％（3 篇，3％）、《人民日报》运用"政府—政策"报道思路占比 3％（1 篇，3％）。近年来，三大新闻移动客户端的医患报道很少触及对医疗政策、政府医改的讨论。

由这一小节的研究发现，2017、2018 年医患报道的报道思路主要以"和谐—温情"为主，很少触及对"政府—政策"的讨论，这一发现与对医疗卫生条线记者的访谈结果高度吻合。

（三）三家媒体 2017—2018 年医患报道消息来源

2017 年、2018 年三家媒体医患报道引用消息来源呈现出的总体特征是：对医院、医生、护士等医务人员的引用率明显高于对患方、患方家属的引用率。

首先来看近两年来医患报道对医院、医生、护士等医务人员消息的引用情况。①对涉事医生的引用最为频繁，《人民日报》有 33％ 医患报道引用了涉事医生的消息（19 篇，33％）、《澎湃新闻》有 18％的医患报道引用了涉事医生的消息（45 篇，18％）、《凤凰新闻》有 12％的医患报道引用了涉事医生的消息（18 篇，12％）。②对医院管理层的引用也较为频繁。《人民日报》有 9％ 医患报道引用了涉事管理者的消息（5 篇，9％）、《澎湃新闻》有 8％的医患报道引用了涉事管理者的消息（20 篇，8％）、《凤凰新闻》29％的医患报道引用了涉事管理者的消息（42 篇，29％）。③对其他管理者的引用情况。《人民日报》有 7％ 医患报道引用了其他医生的消息（4 篇，7％）、《澎湃新闻》有 5％的医患报道引用了其他医生的消息（13 篇，5％）、《凤凰新闻》6％的医患报道引用了其他医生的消息（9 篇，6％）。④对涉事护士的引用情况。《人民日报》有 2％ 医患报道引用了涉事护士的消息（1 篇，2％）、《澎湃新闻》有 5％的医患报道引用了涉事护士的消息（14 篇，5％）、《凤凰新闻》2％的医患报道引用了涉事护士的消息（3 篇，2％）。⑤对其他护士的引用情况。《人民日报》没有医患报道

图 2-19　三家媒体 2017－2018 年医患报道消息来源比较图

引用其他护士的消息（0 篇，0%）、《澎湃新闻》有 2% 的医患报道引用了其他护士的消息（5 篇，5%）、《凤凰新闻》1% 的医患报道引用了其他护士的消息（1 篇，1%）。

　　将近两年来医患报道对医院、医生、护士等医务人员消息的引用按照媒体类别进行总和计算，得出《人民日报》移动客户端的医患报道引用医务人员的消息作为消息来源总计比例为 51%（涉事医生 33%、医院管理层 9%、其他医生 7%、涉事护士 2%、其他护士 0%）；

《澎湃新闻》移动客户端的医患报道引用医务人员的消息作为消息来源总计比例为 38%（涉事医生 18%、医院管理层 8%、其他医生 5%、涉事护士 5%、其他护士 2%）;《凤凰新闻》移动客户端的医患报道引用医务人员的消息作为消息来源总计比例为 50%（涉事医生 12%、医院管理层 29%、其他医生 6%、涉事护士 2%、其他护士 1%）。

其次,来看近两年来医患报道对患者、患者家属消息的引用情况。①对患方本人消息的引用情况。《人民日报》有 16% 医患报道引用了患方本人的消息（9 篇,16%）《澎湃新闻》有 14% 的医患报道引用了涉事医生的消息（35 篇,14%）、《凤凰新闻》有 14% 的医患报道引用了涉事医生的消息（20 篇,14%）。②对患者家属、监护人消息的引用情况。《人民日报》有 9% 医患报道引用了患者家属、监护人的消息（5 篇,9%）《澎湃新闻》有 12% 的医患报道引用了涉事医生的消息（30 篇,12%）、《凤凰新闻》有 4% 的医患报道引用了涉事医生的消息（6 篇,4%）。

将近两年来医患报道对患者、患者家属消息的引用按照媒体类别进行总和计算,得出《人民日报》移动客户端的医患报道引用患者、患者家属的消息作为消息来源总计比例为 25%（患者本人 16%、患者家属/监护人 9%）;《澎湃新闻》移动客户端的医患报道引用患者、患者家属的消息作为消息来源总计比例为 26%（患者本人 14%、患者家属/监护人 12%）;《凤凰新闻》移动客户端的医患报道引用患者、患者家属的消息作为消息来源总计比例为 18%（患者本人 14%、患者家属/监护人 4%）。

综上,《人民日报》对医务人员消息引用率 51%,对患者及家属消息引用率 25%;《澎湃新闻》对医务人员消息引用率 38%,对患者及家属消息引用率 26%;《凤凰新闻》对医务人员消息引用率 50%,对患者及家属消息引用率 18%。

本小节研究发现,近两年来,《人民日报》《澎湃新闻》《凤凰新闻》医患报道消息来源的总体特征是:对医务人员的引用率明显高于对患者、患者家属的引用率。

（四）三家媒体 2017—2018 年医患报道归因框架

2017—2018 年三家媒体医患报道的归因框架以"道德标准"框架为主。《凤凰新闻》71% 的医患报道以"道德标准"框架来归因（87 篇,71%）;《人民日报》45% 的医患报道以"道德标准"框架来归因（19 篇,45%）;《澎湃新闻》33% 的医患报道以"道德标准"框架来归因（33 篇,33%）。

从统计结果发现,近两年医患报道的归因框架主要落在道德层面,少有触及政府责任、医疗体制层面（"政府责任"归因框架在三家媒体被运用的情况如下:《人民日报》14%,《澎湃新闻》10%,《凤凰新闻》7%）。

比较《人民日报》2011—2018 历年的医患报道的归因框架发现,2017—2018 年的医患报道第一归因框架是"道德标准"（2017 年为 43%,2018 年为 50%）。前文已述,2017—2018 年医患报道主要以"正面典型"框架为主,且在四大议题中"正面典型"议题有 82% 的归因框架采用了"道德标准"框架。

2014 年、2012 年、2011 年这三年医患报道采用"道德标准"框架的比例相对较高,分别

图 2-20 三家媒体 2017—2018 年医患报道归因框架比较图

图 2-21 人民日报 2011—2018 年医患报道归因框架比较图

为 50％、47％、50％,而 2014 年、2012 年、2011 三年医患报道最主要的议题均为"媒体评论"(见图 2-22《〈人民日报〉2011—2018 年医患报道议题比较》),媒体评论的基调有 50％ 是负面立场(见图 2-23《四大议题报道总体基调》),意味着 2014 年、2012 年、2011 年医患报道的"道德标准"归因框架更多地是运用在了负面立场的媒体评论当中。这点是区别于 2017—2018 年的,2017—2018 年的"道德标准"归因框架更多的是使用在了"正面典型"议题中。中间存在一个过渡时期(2015—2016 年),2015—2016 年医患报道采用"道德标准"框架的比例相对较低(2015 年为 18％,2016 年为 21％)。

研究发现,三家媒体医患报道"道德标准"归因框架的运用在时间上呈现出一个波浪曲线。2011—2014 年间,该归因框架被运用较多,且更多运用于负面立场的媒体评论当中。2015—2016 年间是一个过渡时期,该归因框架的使用陷入低潮期。2017—2018 年,该归因框架的再次被广泛运用,且较多运用于正面立场的正面典型议题中。

图 2-22 人民日报 2011—2018 年医患报道议题比较图

图 2-23 四大议题报道总体基调图

（五）三家媒体 2017—2018 年医患报道医患双方出场

图 2-24 三家媒体 2017—2018 年医患报道医患双方出场比较图

从 2017—2018 年医患报道医患双方出场的总体情况是：医护人员出场明显多于患者出场。《人民日报》"仅医护人员"和"医护人员多"两种情况总计 50%["仅医护人员"（10篇，28%）和"医护人员多"（8 篇，22%）]，"仅患者"和"患者多"两种情况总计 9%["仅患者"（2 篇，6%）和"患者多"（1 篇，3%）]。《澎湃新闻》"仅医护人员"和"医护人员多"两种情况总计 30%["仅医护人员"（15 篇，15%）和"医护人员多"（15 篇，15%）]，"仅患者"和"患者多"两种情况总计 9%["仅患者"（3 篇，3%）和"患者多"（6 篇，6%）]。《凤凰新闻》"仅医护人员"和"医护人员多"两种情况总计 20%["仅医护人员"（12 篇，11%）和"医护人员多"（10篇，9%）]，"仅患者"和"患者多"两种情况总计 12%["仅患者"（10 篇，9%）和"患者多"（3篇，3%）]。

从媒体层面来看，《人民日报》医患报道的医护人员出场率和患者出场率之比明显高于其他两家媒体。《人民日报》医患报道的医护人员出场率与患者出场率之比为 5.55（50%/9%）；《澎湃新闻》医患报道的医护人员出场率与患者出场率之比为 3.33（30%/9%）；《凤凰新闻》医患报道的医护人员出场率与患者出场率之比为 1.66（20%/12%）。

从统计结果来看，近两年来医患报道中医护人员出场明显多于患者出场。

（六）三家媒体 2017—2018 年医患报道的报道视角

2017—2018 年，三家媒体医患报道的报道视角主要以医方视角为主。"医方视角"是近两年三家媒体医患报道的第一视角。《人民日报》"医方视角"占比 39%（14 篇，39%）；《澎湃新闻》"医方视角"占比 31%（31 篇，31%）；《凤凰新闻》"医方视角"占比 40%（46篇，40%）。

从统计数据来看，"医方视角"成为近两年来医患报道的第一视角。说明近年来媒体多从医生角度报道医患关系。

图 2-25　三家媒体 2017－2018 年医患报道的报道视角比较图

（七）三家媒体 2017—2018 年医患报道总体框架

图 2-26　三大平台 2017－2018 年医患报道总体框架比较图

2017—2018 年三家媒体医患报道的总体报道框架以"人情味"为第一框架。《凤凰新闻》有 56％医患报道采用了"人情味"框架（65 篇，56％）；《澎湃新闻》有 36％医患报道采用了"人情味"框架(36篇,36%);《人民日报》有33%医患报道采用了"人情味"框架(12篇,33%)。

从统计数据来看,"人情味"框架是近两年医患报道的第一框架。

（八）三家媒体2017—2018年医患报道偏向

图2-27　三家媒体2017—2018年医患报道偏向比较图

2017—2018年三家媒体医患报道偏向主要偏向于医护人员。《凤凰新闻》有58%医患报道偏向于医护人员(66篇,58%);《人民日报》有42%医患报道偏向于医护人员(15篇,42%);《澎湃新闻》有38%医患报道偏向于医护人员(38篇,38%)。

2017—2018年三家媒体偏向于患者的医患报道占比非常少。《凤凰新闻》只有3%医患报道偏向于患者(3篇,3%);《人民日报》有8%医患报道偏向于患者(3篇,8%);《澎湃新闻》有16%医患报道偏向于患者(16篇,16%)。

从统计结果来看,2017—2018年三家媒体医患报道偏向倾向于医护人员,极少有报道偏向于患者。

综上所述,从报道议题来看,2017—2018年"正面典型"议题成为医患报道的第一议题。进一步研究发现,从报道总体偏向来看,"正面典型"议题明显偏向医护人员;从报道视角来看,"正面典型"议题明显偏向医方视角;从报道总体基调来看,"正面典型"议题明显以正面基调为主;从报道总体思路来看,"正面典型"议题明显偏向"和谐—温情"思路;从报道总体基调来看,"正面典型"议题明显采用了人情味框架;从标题基调来看,"正面典型"议题的标题明显以积极基调为主。

从报道思路来看,2017—2018年"和谐—温情"成为医患报道的第一报道思路,且很少触及"政府—政策"思路上的讨论。

从消息来源来看,2017—2018年医患报道对医务人员的引用率明显高于对患者、患者家属的引用率。

从归因框架来看,2017—2018年"道德标准"成为医患报道的第一归因框架。且医患报道"道德标准"归因框架的运用在时间上呈现出一个波浪曲线。2011—2014年间,该归因框架被运用较多,且更多运用于负面立场的媒体评论当中。2015—2016年间是一过渡时期,该归因框架的使用陷入低潮期。2017—2018年,该归因框架的再次被广泛运用,且较多运用于正面立场的正面典型议题中。

　　从医患双方出场来看,2017—2018年医护人员出场明显多于患者出场。

　　从报道视角来看,2017—2018年"医方视角"成为医患报道的第一视角。

　　从报道总体框架来看,2017—2018年"人情味"框架是近第一总体框架。

　　从报道偏向来看,2017—2018年医患报道总体偏向于医护人员,极少偏向患者。

　　综上,本小节研究发现:2017—2018年《人民日报》《澎湃新闻》《凤凰新闻》医患报道样本的框架特征是:医生以正面形象出场。

三、纵向分析:《人民日报》(2011—2018年)医患关系报道框架

　　本小节选取2011—2018年《人民日报》的医患报道作为考察对象,考察医患报道倾向在更长时间阶段内的变化方向和变化趋势。

　　(一)《人民日报》2011—2018年医患报道标题基调

图2-28　《人民日报》2011—2018年医患报道标题基调比较图

　　2011—2018年《人民日报》医患报道标题基调呈现出的变化趋势是:消极基调的标题总体趋少,积极基调的标题总体趋多。

　　消极基调的标题数量8年间呈现出倒U字形曲线。在2013年达到顶峰(83%),2014—2015年跌落,2016年达到谷底,2017年之后明显下降。2011年为13篇,68%;2012年为12篇,55%;2013年为20篇,83%;2014年为14篇,61%;2015年为13篇,59%;2016年为4篇,21%;2017年10篇,43%;2018年3篇,23%。

　　积极基调的标题数量8年间呈现出大V字形曲线。2015—2016年是个转折时期,2015—2016年之前积极基调的标题数量一直非常少,2015—2016年有个明显的上升期,积极基调的标题明显增多,2017—2018年持续显著增多。

从统计结果来看,2011—2018年医患报道消极基调的标题总体趋少,积极基调的标题总体趋多。且2016年左右是一个转折期,2016年之前,消极基调的标题多,积极基调标题少;2016年开始,消极基调的标题显著减少,积极基调标题显著增多。

(二)《人民日报》2011—2018年医患报道的报道视角

图2-29 《人民日报》2011—2018年医患报道的报道视角比较图

2011—2018年《人民日报》医患报道的报道视角呈现出的变化趋势是:患方视角总体趋少,医方视角总体趋多。

患方视角的报道数量8年间呈现出倒U字形曲线。在2013年达到顶峰(21%),2014年起开始跌落,2015—2017年达到谷底。2011年为0篇,0%;2012年为0篇,0%;2013年为5篇,21%;2014年为2篇,4%;2015—2017年均为0篇,0%;2018年2篇,15%。

医方视角的报道数量8年间呈现不断上升趋势。2015年是明显增加期,比前一年增长了15%。2015年之前医方视角的报道数量缓慢增长,2015年之后有个明显的上升期,医方视角的报道数量明显逐年增多,到2018年达到顶峰54%。

从统计结果来看,2011—2018年患方视角的报道数量总体趋少,医方视角的报道数量总体趋多。且2014—2015年左右是一个转折期,转折期之前,患方视角的报道多,医方视角的报道少;转折期开始,患方视角的报道显著减少,医方视角的报道显著增多。

(三)《人民日报》2011—2018年医患报道总体基调

2011—2018年《人民日报》医患报道总体基调呈现出的变化趋势是:负面基调总体趋少,正面基调总体趋多。

负面基调的报道数量8年间呈现出倒U字形曲线。在2013年达到顶峰(88%),2014年起开始跌落,2015—2016年到达低谷期,2017年小幅回升,2018年显著下降。2011年为10篇,53%;2012年为10篇,45%;2013年为21篇,88%;2014年为16篇,70%;2015年、2016年均为4篇,21%;2017年为11篇,48%;2018年2篇,15%。

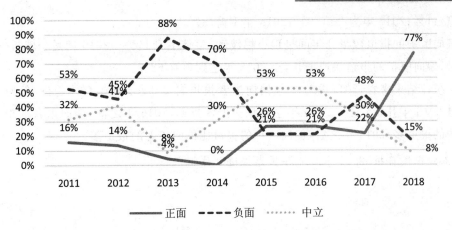

图 2-30 《人民日报》2011—2018 年医患报道总体基调比较图

正面基调的报道数量 8 年间呈现不断上升趋势。2015 年是明显增加期,比前一年增加了 26％。2015 年之前正面基调的报道数量逐年减少,2014 年正面基调报道降到谷底,2015 年有个明显的上升,正面基调的报道数量稳步增长,到 2018 年达到顶峰 77％。

从统计结果来看,2011—2018 年负面基调报道总体趋少,正面基调报道总体趋多。且 2015—2016 年是一个转折期,转折期之前,负面基调的报道比正面基调的报道多;转折期开始,负面基调的报道总体趋势减少,正面基调的报道快速增多。

(四)《人民日报》2011—2018 年医患报道偏向

图 2-31 《人民日报》2011—2018 年医患报道偏向比较图

2011—2018 年《人民日报》医患报道偏向呈现出的变化趋势是:2011—2018 年偏向患者报道自 2014 年开始总体趋少,偏向医护的报道自 2016 年开始趋多。

偏向患者的报道数量 8 年间呈现出倒 V 字形曲线。在 2014 年达到顶峰(61％),2015 年起开始跌落,2015 年—2017 年持续下降,到 2018 年为 0 篇。2011 年为 4 篇,21％;2012 年为 6 篇,27％;2013 年为 9 篇,38％;2014 年为 14 篇,61％;2015 年为 6 篇,27％;2016 年

为 2 篇,11%;2017 年为 2 篇,9%;2018 年 1 篇,8%。

偏向医护的报道数量 8 年间呈现小幅波动,整体上升趋势。2016 年是个转折点,2016 年之后,偏向医护的报道快速增长,至 2018 年达到顶峰 62%。

从统计结果来看,2011—2018 年偏向患者报道自 2014 年开始总体趋少,偏向医护的报道自 2016 年开始趋多。2016 年左右是一个转折期,2016 年之前,偏向患者的报道比偏向医护的报道多;2016 年之后,偏向医护的报道比偏向患者的报道多。

(五)《人民日报》2011—2018 年医患报道总体框架

图 2-32 《人民日报》2011—2018 年医患报道总体框架比较图

2011—2018 年《人民日报》医患报道总体框架呈现出的变化三个趋势是:冲突框架震荡减少;道德责任框架震荡减少;人情味框架稳步增多。

冲突框架震荡减少。冲突框架有两个高峰,分别是 2013 年(14 篇,54%)和 2015 年(12 篇,55%)。2016—2018 年呈现逐年降低态势:2016 年(6 篇,32%)、2017 年(7 篇,29%)、2018 年(2 篇,17%)。

道德责任框架震荡减少。道德责任框架有两个高峰,分别是 2012 年(15 篇,68%)和 2014 年(13 篇,50%);有一个低谷期,为 2013 年(2 篇,8%)。2015—2018 年总体趋势减少,2018 年降到最低(0 篇,0%)。

人情味框架稳步增多。人情味框架在 2015 年(3 篇,14%)有一个明显的增加,比 2014 年(1 篇,4%)增加了 10%。2018 年(8 篇,67%)增长最为明显。

从统计结果来看,2011—2018 年医患报道冲突框架震荡减少,人情味框架稳步增多。2016 年左右是个转折期,2016 年之前,冲突框架报道明显多于人情味框架报道;2016 年之后,人情味框架报道开始多于冲突框架报道。

(六)《人民日报》2011—2018 年医患报道归因框架

图 2-33 《人民日报》2011－2018 年医患报道归因框架比较图

2011—2018 年《人民日报》医患报道归因框架呈现出的两个变化趋势是：道德标准框架是第一归因框架；2013—2014 年政府责任框架被高频运用。

道德标准框架是第一归因框架。2011 年（9 篇，47％）、2012 年（11 篇，50％）、2014 年（14 篇，47％）、2017 年（12 篇，43％）、2018 年（8 篇，50％）这五年的《人民日报》医患报道，道德标准框架是运用最多的归因框架。

政府责任框架在 2013—2014 年被高频运用。之前研究已发现，2013 年冲突框架是被运用最多的一年（53％），且 88％报道是负面报道。2014 年大部分报道偏向患者（61％），只有 22％报道偏向医护人员，且 70％是负面报道。可以说，2013 年、2014 年的医患报道是 8 年间基调最为负面、最偏向患者、医患冲突事件被报道最多的时期，可以将这段时期称为"医患报道黑暗时期"，在"医患报道黑暗时期"大部分医患报道中医生主要以负面形象出场。这段时间内，政府责任框架也是近 8 年来最频繁被运用的归因框架，可以说，在"医患报道黑暗时期"媒体观点尖锐，相对敢言，对抗权威的意识相对明显。

（七）《人民日报》2011—2018 年医患报道议题

2011—2018 年《人民日报》医患报道议题呈现出的变化趋势是：医疗纠纷事件议题震荡总体趋少，正面典型议题震荡趋多。

医疗纠纷事件议题震荡趋少。医疗纠纷事件议题在 2014 年达到顶峰（9 篇，35％），2014 年之后逐年回落，2016 年是个低峰期（1 篇，4％），从曲线走势来看，2013—2015 年是医疗纠纷事件议题的高峰期，2016 年又是个转折期，2016 年之后总体上升趋势减弱，2018 年为 0 篇。

正面典型议题震荡趋多。正面典型议题曲线走势也在 2016 年有个明显的转折增长期，2016 年比 2015 年增长了 25％，2017 年小幅回落，2018 年增长迅速，达到 54％。

图 2-34 《人民日报》2011－2018 年医患报道议题比较图

从统计结果来看,2011—2018 年医疗纠纷事件议题震荡总体趋少,正面典型议题震荡趋多。且 2016 年是个明显转折期,2016 年之前医疗纠纷事件议题明显多于正面典型议题,2016 年出现首次逆差,发展到 2018 年正面典型议题远多于医疗纠纷事件议题。

(八)《人民日报》2011—2018 年医患报道思路

2011—2018 年《人民日报》医患报道思路呈现出的变化趋势是:"冲突—后果"思路框架震荡趋少,"和谐—温情"思路框架趋多。

"冲突—后果"思路框架震荡趋少。"冲突—后果"思路的运用数量于 2013 年达到顶峰(11 篇,48%),于 2016 年到达谷底(1 篇,5%),2016 年之后呈现总体趋少态势。

"和谐—温情"思路框架趋多。2014 年"和谐—温情"思路框架的运用数量到达谷底(0 篇,0%),2016 年是个转折上升期,2016 年比 2014 年增长了 32%,2018 年"和谐—温情"思路框架的运用达到顶峰(8 篇,62%)。

从统计结果来看,2011—2018 年医患报道的"冲突—后果"思路框架震荡趋少,"和谐—温情"思路框架趋多。且 2016 年是个明显转折期,2016 年之前"冲突—后果"思路框架明显多于"和谐—温情"思路框架的运用,2016 年出现首次逆差,到 2018 年"和谐—温情"思路框架远多于"冲突—后果"思路框架的运用。

图 2-35 《人民日报》2011－2018 年医患报道思路比较图

（九）《人民日报》2011—2018 年医患报道消息来源

2011—2018 年《人民日报》医患报道消息来源呈现出的变化趋势是：以"涉事医生"作为消息来源的比例增长显著，以"患者本人"作为消息来源的比例增长缓慢。

以"涉事医生"作为消息来源的比例增长显著。2015 年以"涉事医生"作为消息来源的报道比例（10 篇,20％）明显超过其他消息来源,2015—2018 年以"涉事医生"作为消息来源的报道比例位居首位,其中 2017 年（8 篇,27％）、2018 年（11 篇,41％）以"涉事医生"作为消息来源的报道比例增长显著。

以"患者本人"作为消息来源的比例增长缓慢。2013 年以"患者本人"作为消息来源的比例（6 篇,10％）高于以"涉事医生"作为消息来源的报道比例（5 篇,8％）。2013 年之后以"患者本人"作为消息来源的比例开始低于以"涉事医生"作为消息来源的报道比例。

从统计结果来看,2011—2018 年医患报道以"涉事医生"作为消息来源的比例增长显著,以"患者本人"作为消息来源的比例增长缓慢。且 2016 年是个转折期,2016 年之后以"涉事医生"作为消息来源的比例开始大大高于以"患者本人"作为消息来源的比例。

（十）《人民日报》2011—2018 年医患报道双方出场

2011—2018 年《人民日报》医患报道双方出场情况趋势："仅医护人员出场""医护人员出场多"两种情况比例显著增长;"仅患者出场""患者出场多"两种情况明显减少。

图 2-36 《人民日报》2011—2018 年医患报道消息来源比较图

图 2-37 《人民日报》2011—2018 年医患报道双方出场比较图

"仅医护人员出场""医护人员出场多"两种情况比例显著增长。2015年"仅医护人员出场"比例远超过"仅患者出场"和"患者出场多"比例,2016年小幅回落,2017年开始增长迅速(6篇,26%),到2018年到达顶峰(38%)。

"仅患者出场""患者出场多"两种情况明显减少。2013年,"患者出场多"比例达到顶峰(6篇,25%),2013年之后比例开始逐年降低,至2018年降至底部。

从统计结果来看,2011—2018年医患报道"仅医护人员出场""医护人员出场多"两种情况比例显著增长;"仅患者出场""患者出场多"两种情况明显减少。且2016年是个转折期,2016年之后"仅医护人员出场""医护人员出场多"二种情况比例增长迅速,远超过"仅患者出场"和"患者出场多"两者比例之和。

综上所述,本小节选取《人民日报》2011—2018年的医患报道样本作为考察对象,从十个层面,纵向比较报道倾向在时间线上的变化方向和变化趋势,并发现以下现象:

从标题基调来看,2011—2018年医患报道消极基调的标题总体趋少,积极基调的标题总体趋多。且2016年左右是一个转折期,2016年之前,消极基调的标题多,积极基调标题少;2016年开始,消极基调的标题显著减少,积极基调标题显著增多。

从报道视角来看,2011—2018年患方视角的报道数量总体趋少,医方视角的报道数量总体趋多。且2014—2015年左右是一个转折期,转折期之前,患方视角的报道多,医方视角的报道少;转折期开始,患方视角的报道显著减少,医方视角的报道显著增多。

从报道基调来看,2011—2018年负面基调报道总体趋少,正面基调报道总体趋多。且2015—2016年左右是一个转折期,转折期之前,负面基调的报道比正面基调的报道多;转折期开始,负面基调的报道总体趋势减少,正面基调的报道快速增多。

从报道偏向来看,2011—2018年偏向患者报道自2014年开始总体趋少,偏向医护的报道自2016年开始趋多。2016年左右是一个转折期,2016年之前,偏向患者的报道比偏向医护的报道多;2016年之后,偏向医护的报道比偏向患者的报道多。

从报道框架来看,2011—2018年医患报道冲突框架震荡减少,人情味框架稳步增多。2016年左右是个转折期,2016年之前,冲突框架报道明显多于人情味框架报道;2016年之后,人情味框架报道开始超过冲突框架报道。

从归因框架来看,2011—2018年《人民日报》医患报道归因框架呈现出的二个变化趋势是:道德标准框架是第一归因框架;2013—2014年政府责任框架被高频运用。2013年、2014年的医患报道是8年间基调最为负面、最偏向患者、医患冲突事件被报道最多的时期,可以将这段时期称为"医患报道冰点负面期",在"医患报道冰点负面期"大部分医患报道中医生主要以负面形象出场。这段时间内,政府责任框架也是近8年来最频繁被运用的归因框架。

从报道议题来看,2011—2018年医疗纠纷事件议题震荡总体趋少,正面典型议题震荡趋多。且2016年是个明显转折期,2016年之前医疗纠纷事件议题明显多于正面典型议题,2016年出现首次逆差,发展到2018年正面典型议题远远多于医疗纠纷事件议题。

从报道思路来看,2011—2018 年医患报道的"冲突—后果"思路框架震荡趋少,"和谐—温情"思路框架趋多。且 2016 年是个明显转折期,2016 年之前"冲突—后果"思路框架明显多于"和谐—温情"思路框架的运用,2016 年出现首次逆差,到 2018 年"和谐—温情"思路框架远远多于"冲突—后果"思路框架的运用。

从消息来源来看,2011—2018 年医患报道以"涉事医生"作为消息来源的比例增长显著,以"患方本人"作为消息来源的比例增长缓慢。且 2016 年是个转折期,2016 年之后以"涉事医生"作为消息来源的比例开始大大高于以"患者本人"作为消息来源的比例。

从双方出场情况来看,2011—2018 年医患报道"仅医护人员出场""医护人员出场多"两种情况比例显著增长;"仅患者出场""患者出场多"两种情况明显减少。且 2016 年是个转折期,2016 年之后"仅医护人员出场""医护人员出场多"两种情况比例增长迅速,远超过"仅患者出场"和"患者出场多"两者比例之和。

本章小结　一个发现:医患报道倾向的转变

本章通过横向梳理 2017—2018 年三个新闻媒体医患报道框架特点;纵向梳理 2011—2018 年《人民日报》医患报道框架变化趋势,发现了一个现象:我国医患报道倾向存在明显转向。

2011—2018 年期间,医患报道倾向的总体变化趋势是从"偏向患者"向"偏向医生"转变。整个过程的趋势变化有以下特点:标题基调上,积极基调的标题比例在增加,消极基调标题比例在减少;报道视角上,医生视角比例在增加,患者视角比例在减少;报道基调上,正面基调比例在增加,负面基调比例在减少;报道偏向上,偏向医护比例在增加,偏向患者比例在减少;报道框架上,人情味框架比例在增加,冲突框架比例在减少;归因框架上,道德标准框架的比例在增加,政府责任框架比例在减少;报道议题上,正面典型议题比例在增加,医疗纠纷议题比例在减少;报道思路上,和谐—温情比例在增加,冲突—后果比例在减少;消息来源上,涉事医生比例在增加,患者本人比例在减少;双方出场上,仅医护人员、医护人员多比例在增加,仅患者、患者出场多比例在减少。

表 2-1　　　　　2011—2018 年医患报道框架总体变化发展趋势

框架类别	比例总体增加的框架	比例总体减少的框架
标题基调	积极基调	消极基调
报道视角	医生视角	患者视角
报道基调	正面基调	负面基调
报道偏向	偏向医护	偏向患者
报道框架	人情味框架	冲突框架
归因框架	道德标准框架	政府责任框架

续表

框架类别	比例总体增加的框架	比例总体减少的框架
报道议题	正面典型	医疗纠纷
报道思路	和谐—温情	冲突—后果
消息来源	涉事医生	患者本人
双方出场	仅医护人员、医护人员多	仅患者、患者出场多

医患报道倾向的转向不是突然发生的,而是存在一个漫长的转变过程,这个过程中大致可以分为三个阶段:

第一个阶段,2013—2014年及之前为"偏向患者"期。该时期及之前,医生主要以负面形象出场,医生群体和医疗机构集体失声,媒体较多引用患者及家属消息,患者掌握话语主动权。这一时期产生了较多负面医患报道案例,以"八毛门""缝肛门"事件的相关报道最为典型。发展到2013年左右,医患矛盾空前激烈,医患关系陷入冰点,因此可将2013—2014年视为医患报道的冰点负面期。

国内其他学者也发现了2013—2014年以前医患报道的"偏向患者"倾向:有学者抽样国内10份报纸的359份医生形象报道进行研究,结果发现医生形象由1980年正面形象向2006年负面形象变迁(1980—2006年)。[3]有学者对2003—2012年百度新闻中的410篇医患关系报道进行研究,发现"2011年、2012年医生救治患者的报道大幅减少,医生负面报道数量大大增加。"[4]还有学者以2007年4月—2014年3月《华商报》307篇医生相关报道为样本研究,结果发现:媒体所构建的医生形象负面多于正面。[5]有学者采用ROST工具从高频词、共现词、形同词的词频和语义网路分析了2011年全年三大门户网站的276条医患报道,发现2011年我国医疗新闻报道较多从患者立场出发。[6]还有学者对2012年1月1日—2014年12月30日东方卫视408则医患新闻进行分析,研究发现新闻报道在医方失职、涉医暴力等主题中,消息来源明显偏向患方。[7]以上学者研究结论符合本书发现,即2013—2014年及之前医生在媒体报道中多以负面形象出场。

具体而言,2013—2014年及之前"偏向患者"期医患报道框架存在以下特点:标题基调上,报道标题以消极基调为主,消极基调的标题数量2013年达到顶峰;报道视角上,医患报道多从患方视角进行表述,患方视角的报道数量2013年达到顶峰;报道基调上,医患报道多以负面基调进行报道,负面基调的报道数量2013年达到顶峰;报道偏向上,报道更多偏向患者,偏向患者的报道数量2014年达到顶峰;报道框架上,报道更多采用医患冲突框架来表述医患事件,冲突框架的报道数量2013年达到顶峰;归因框架上,政府责任框架在2013—2014年被高频运用,2013年冲突框架是被运用最多的一年;报道议题上,媒体更关注医疗纠纷事件,医疗纠纷事件议题在2014年达到顶峰;报道思路上,报道更多展现医患冲突及后果,"冲突—后果"思路的运用数量2013年达到顶峰;消息来源上,医患报道更多引用患方作为消息来源,2013年以"患方本人"作为消息来源的比例高于以"涉事医生"作为消息来源的报道比例。2013年之后以"患方本人"作为消息来源的比例开始低于以"涉事医生"作为消息来源的报道比例;双方出场上,"患者出场多"比例 2013 年达到顶峰。

表 2-2   2013—2014 年及之前"偏向患者"期的框架特点

框架类别	2013—2014 年"偏向患者"描述
标题基调	消极基调的标题数量 2013 年达到顶峰
报道视角	患方视角的报道数量 2013 年达到顶峰
报道基调	负面基调的报道数量 2013 年达到顶峰
报道偏向	偏向患者的报道数量 2014 年达到顶峰
报道框架	冲突框架的报道数量 2013 年达到顶峰
归因框架	政府责任框架在 2013—2014 年被高频运用,2013 年冲突框架是被运用最多的一年
报道议题	医疗纠纷事件议题在 2014 年达到顶峰
报道思路	"冲突—后果"思路的运用数量在 2013 年达到顶峰
消息来源	2013 年以"患者本人"作为消息来源的比例高于以"涉事医生"作为消息来源的报道比例。2013 年之后以"患者本人"作为消息来源的比例开始低于以"涉事医生"作为消息来源的报道比例。
双方出场	"患者出场多"比例 2013 年达到顶峰

第二个阶段,2015—2016 年左右是医患报道倾向的"转折发生"期。"转折发生"期中医生开始以正面形象出场,医患报道开始较多引用医务人员消息,医务人员开始逐渐掌握媒体话语权。多个框架在"转折发生"期中发生了逆转,因此,可以将 2015—2016 年视为医患报道倾向的"转折发生"期。

国内其他学者也发现了 2015—2016 年医患报道倾向由负面向正面转变:有学者研究了 2009—2016 年关于医生媒介形象 266 条新浪微博,结果发现:2009 年 8 月至 2012 年 12 月,医生形象趋于负面;2013、2014 年医生负面倾向达到顶峰(与本书研究结论完全相符);2014 年以前医生形象趋于负面,2014 年以后趋于正面(这与本研究结论基本相符,本研究把报道倾向转向的时间点往后挪了 1—2 年)。[8]有学者对 2014 年 1 月 1 日—2017 年 1 月 1 日新浪网医患报道进行研究,结果发现"医生的媒介形象在 2014 年左右发生了变化。2014 年之前,医生负面报道多于正面,自 2014 年起,医生媒介形象开始趋于正面。"[9]有学者研究了 442 篇 2010—2014 年新华网医患关系报道,结果发现"医患纠纷类报道比重下降,正面医患关系报道比重增加,医患关系报道主题从负面报道为主转向均衡报道,医生形象从'人民公敌'转向'正面形象'"。[10]有学者以 2005—2014 年《南方周末》(144 篇)和《钱江晚报》(253 篇)共 397 篇医患报道为样本进行研究,结果发现 2011—2014 年《南方周末》医患关系负面倾向报道数量开始减少。[11]有学者对 2012—2015 年 361 篇新浪网医患纠纷事件报道进行分析,结果发现"医方立场不断上涨,2015 年中达到顶峰(2012:35 篇;2013:38 篇;2014:39 篇;2015:42 篇);相比之下,患方立场则缓慢下降(2012:30 篇;2013:19 篇;2014:14 篇;2015:13 篇),[12]以上研究结果大致呈现出 2014—2016 年间媒体医患报道倾向从"医生负面出场"逐渐向"医生正面出场"转变,符合本研究发现。

具体而言,2015—2016 年"转折发生"期医患报道框架存在以下特点:标题基调上,"转折发生"期前,消极基调的标题多,积极基调标题少;"转折发生"期中,消极基调的标题显著减少,积极基调标题显著增多。报道视角上,"转折发生"期前,患方视角的报道多,医方视角的报道少;"转折发生"期中,患方视角的报道显著减少,医方视角的报道显著增多。报道基调上,"转折发生"期前,负面基调的报道比正面基调的报道多;"转折发生"期中,负面基调的报道总体趋势减少,正面基调的报道快速增多。报道偏向上,"转折发生"期前,偏向患者的报道比偏向医护的报道多;"转折发生"期中,偏向医护的报道比偏向患者的报道多。报道框架上,"转折发生"期前,冲突框架报道明显多于人情味框架报道;"转折发生"期中,人情味框架报道开始超过冲突框架报道。报道议题上,"转折发生"期前,医疗纠纷事件议题明显多于正面典型议题;"转折发生"期中,正面典型议题多于医疗纠纷事件议题。报道思路上,"转折发生"期前,"冲突—后果"思路框架明显多于"和谐—温情"思路框架的运用;"转折发生"期中,"和谐—温情"思路框架多于"冲突—后果"思路框架的运用。消息来源上,"转折发生"期前,"涉事医生"作为消息来源的比例稍高于以"患方本人"作为消息来源的比例;"转折发生"期中,"涉事医生"作为消息来源的比例开始明显高于以"患者本人"作为消息来源的比例。双方出场上,"转折发生"期中,"仅医护人员出场""医护人员出场多"二种情况比例增长迅速,开始远超过"仅患者出场"和"患者出场多"两者比例之和。

表 2-3   2015—2016 年"转折发生"期的框架特点

框架类别	2015—2016 年转折期前	2015—2016 年转折期中
标题基调	消极基调的标题多,积极基调标题少	消极基调的标题显著减少,积极基调标题显著增多
报道视角	患者视角的报道多,医生视角的报道少	患者视角的报道显著减少,医生视角的报道显著增多
报道基调	负面基调的报道比正面基调的报道多	负面基调的报道总体趋势减少,正面基调的报道快速增多
报道偏向	偏向患者的报道比偏向医护的报道多	偏向医护的报道比偏向患者的报道多
报道框架	冲突框架报道明显多于人情味框架报道	人情味框架报道开始超过冲突框架报道
报道议题	医疗纠纷事件议题明显多于正面典型议题	正面典型议题多于医疗纠纷事件议题
报道思路	"冲突—后果"思路框架明显多于"和谐—温情"思路框架的运用	"和谐—温情"思路框架多于"冲突—后果"思路框架的运用
消息来源	"涉事医生"作为消息来源的比例稍高于以"患者本人"作为消息来源的比例	"涉事医生"作为消息来源的比例开始明显高于以"患者本人"作为消息来源的比例
双方出场		"仅医护人员出场""医护人员出场多"两种情况比例增长迅速,开始远超过"仅患者出场"和"患者出场多"两者比例之和。

第三个阶段,2017 年—2018 年是"偏向医生"期。"偏向医生"期以医患正面典型议题为主,运用"和谐—温情"报道框架,报道较多引用医生群体消息。这一时期出现的案例以"最美医生"和"最美护士"等正面报道最为典型,因此,可将 2017—2018 年视为"偏向医生"期。

2017—2018 年"偏向医生"期医患报道框架存在以下特点:标题基调上,该期间以积极标题为主,消极基调的标题数量 2017 年之后明显下降;积极基调的标题数量 2017—2018 年持续显著增多。报道视角上,医方视角的报道数量 2018 年达到顶峰 54%。报道基调上,正面基调的报道数量 2018 年达到顶峰 77%。报道偏向上,偏向医护的报道数量 2018 年达到顶峰 62%。报道框架上,人情味框架稳步增多 2018 年(8 篇,67%)增长最为明显。报道议题上,正面典型议题震荡趋多 2018 年增长迅速,达到 54%。报道思路上,"和谐—温情"思路框架的运用 2018 年达到顶峰 62%。消息来源上,"涉事医生"作为消息来源的报道比例 2015—2018 年位居首位,其中 2017 年(8 篇,27%)、2018 年(11 篇,41%)以"涉事医生"作为消息来源的报道比例增长显著。双方出场上,"仅医护人员出场""医护人员出场多" 2017 年开始增长迅速,2018 年到达顶峰 38%;"仅患者出场""患者出场多"2018 年降至最少。

表 2-4   2017—2018 年"偏向医生"期的框架特点

框架类别	2017—2018 年"偏向医生"描述
标题基调	消极基调的标题数量 2017 年之后明显下降;积极基调的标题数量 2017—2018 年持续显著增多
报道视角	医方视角的报道数量 2018 年达到顶峰 54%
报道基调	正面基调的报道数量 2018 年达到顶峰 77%
报道偏向	偏向医护的报道数量 2018 年达到顶峰 62%
报道框架	人情味框架稳步增多,2018 年(8 篇,67%)增长最为明显
报道议题	正面典型议题震荡趋多,2018 年增长迅速,达到 54%
报道思路	"和谐—温情"思路框架的运用在 2018 年达到顶峰 62%
消息来源	"涉事医生"作为消息来源的报道比例 2015—2018 年位居首位,其中 2017 年(8 篇,27%)、2018 年(11 篇,41%)以"涉事医生"作为消息来源的报道比例增长显著
双方出场	"仅医护人员出场""医护人员出场多" 2017 年开始增长迅速,2018 年到达顶峰 38%;"仅患者出场""患者出场多"2018 年降至最少

综上,上述研究发现,医患报道倾向的确存在变化周期性。早期是"偏向患者"期,这个周期大概从 2011 年左右开始持续到 2013—2014 年,2013—2014 年进入医患报道负面冰点期。大约从 2014 年开始进入转折过渡期,2015—2016 年前后是明显转折期,该时期大部

分主流媒体开始理性探讨医患关系,考察医患矛盾根源,开始为医生群体正名。2016 年后进入"偏向医生"期,在 2017—2018 年,主流媒体主要讴歌医生典型事迹,负面议题的医患报道大幅度减少,报道倾向明显偏向医生,如果用示意图来表示,整个医患报道倾向周期大致呈现出横 S 形曲线,见图 2-38。

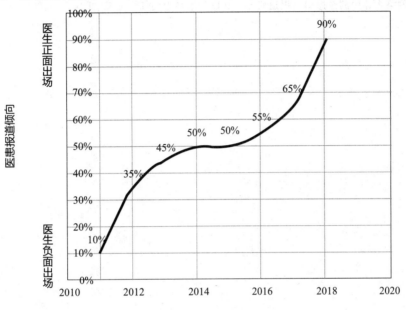

图 2-38　2011—2018 年医患报道倾向示意图:横 S 形曲线

上述研究发现,2011 年—2018 年医患报道倾向的确存在转向且形成阶段性。因此,可以说,我国医患报道的确存在报道倾向周期性。那么医患报道倾向是如何发生转向的呢?这个问题将在下一章医患报道的新闻生产框架中给予探讨和回答。

本章注释

[1] 中国互联网络信息中心. 第 43 次《中国互联网络发展状况统计报告》[R/OL]. (2019-02-28)[2019-03-02]. http://www.cnnic.net.cn/hlwfzyj/hlwxzbg/hlwtjbg/201902/P020190318523029756345.pdf.

[2] 人民网. 致读者:全新的《人民日报》客户端今天正式上线[EB/OL]. (2014-06-12)[2018-10-31]. http://media.people.com.cn/n/2014/0612/c14677-25136715.html.

[3] 彭曼. 我国近期报纸医生的传媒形象研究[D]. 武汉:华中科技大学,2007.

[4] 吉雪菲. 试析我国媒体对"医患关系"的报道方式[D]. 重庆:西南大学,2014:21.

[5] 葛梦姣. 框架理论视角:都市报中的医生形象——以《华商报》中的医生报道为例[M]. 西安:西北大学,2014.

[6] 阳欣哲. 媒体传播对医患关系影响研究[D]. 上海:上海交通大学,2012:135.

[7] 郭丽佳. 东方卫视医患关系新闻报道研究(2012—2014)[D]. 上海:华东师范大学,2015.

[8] 谷鹏. 从新媒体传播的医患报道中解读医生媒介形象——以新浪微博(2009—2016)为例[D]. 苏州:苏州大学,2017.

[9] 陈炳宇.基于框架分析的"医生"媒介形象研究——以新浪网新闻频道为例[D].保定:河北大学,
    2017:37.

[10] 迟晓婷.新华网(2010—2014)医患关系报道的框架分析[D].保定:河北大学,2015.

[11] 侯琳.《南方周末》和《钱江晚报》医患关系报道的框架分析[D].杭州:浙江传媒学院,2016

[12] 张帆.网络媒体中的医患纠纷报道研究——以新浪网为例[D].重庆:重庆大学,2016:23.

第三章　医患报道的新闻生产框架

通过前一章对 2011—2018 年医患报道文本框架的研究,发现医患报道确实存在报道倾向上的转向,医患报道倾向从早期"偏向患者"转向近期"偏向医生",这个转向并不是突然发生,而是有一个缓慢发酵过程。

深究医患报道倾向的转变过程,可以大致勾勒出如下几个发展阶段:2011 年左右媒体一片喊杀医生,医生多以负面形象出场,到 2013 年、2014 年到达一个负面顶峰,从 2015 年开始媒体对医生的批评逐渐减弱,到 2017 年、2018 年媒体开始宣传正面医生典型,且这两年医患报道数量大幅度减少。总体而言,医患报道倾向经历了"偏向患者——同情医生——偏向医生"的发展过程,报道数量由多至少,媒体对医患关系的认知趋向理性,医生的声音趋向响亮,医生的形象趋向正面。

众所周知,生物体存在生命周期,且生命周期必须遵循"生、老、病、死"的发展过程。医患关系报道同样也存在"贬、探、捧、衰"周期过程——医患报道从贬低医生,到探究原因,到对医正面宣传,到话题逐渐失去热度。该过程从非理性走向理性,从茫然不知走向熟悉了解,从情绪宣泄走向理性分析,本研究将该过程称为"医患报道生命周期"。

本章从新闻生产层面切入,考察"医患报道生命周期"各阶段存在哪些生产性框架特点? 它们是如何发生、发展的? 其核心推动力量是什么?

第一节　概述:医患话题从"爆点议题"到"过时议题"

1999—2006 年,国家相继出台了一系列医改政策,《中国人民解放军军人退役医疗保险暂行办法》(1999)、《关于铁路系统职工参加基本医疗保险有关问题的通知》(1999)、《关于城镇职工灵活就业人员参加医疗保险的指导意见》(2003)、《关于推进混合所有制企业和非公有制经济组织从业人员参加医疗保险的意见》(2004)、《关于开展农民工参加医疗保险专项扩面行动的通知》(2006),以上文件精神均旨在逐步将全民纳入医疗保险制度,取消了劳保医疗制度规定的"均由企业负担员工的全部诊费、手术费、住院费及普遍药费,本人负担贵重药费、住院的膳食及就医路费",[1]提高了个人医疗支付比例。这一系列医改举措给全社会带来了很多新问题:首先,市场经济带来消费观念的深入人心,公众普遍开始把医疗服务当成消费行为,将医生视为服务提供者。其次,个人医疗经济负担的加重促使公众对医疗质量和服务质量的要求提升,给原本捉襟见肘的医疗体系雪上加霜。再次,中国长久以来的生死观念对"生"过于执着,对"死"过于回避和排斥,导致病患普遍怀有"横着进医院,站着出医院"这种"理所当然"的念想。此外,公众健康素养普遍低下,医学本身又过于高深艰涩且具有一定不确定性,从而造成了医患之间巨大的信息不对称。最后,医学发展水平必定存在界限,而患者对医学的期待过高,高期待和低现实之间的差距也导致了医患关系的紧张加剧。以上制度、观念、消费文化、信息不对称等一系列原因导致大约从2000年开始我国医患关系逐渐紧张,医患纠纷频发。

十多年前,医患纠纷在当时是一个新兴而热门的话题,用媒体业界的行话来形容叫作"爆点"话题,即吸引眼球能带动流量的话题,因此,大量媒体一拥而上,对医患报道趋之若鹜,形成一股医患报道热。最初十年(2000—2010年)医疗卫生条线记者普遍缺乏医疗行业知识,对医疗行业状况了解不充分,加上医生群体的集体沉默,导致记者群体对该话题的负面情况大书特书,一时之间,医患纠纷报道铺天盖地,大部分报道中医生均以负面形象出场。《新民周刊》从事医疗卫生条线报道15年的资深编辑H回忆:"那个时候的舆论环境下,如果(媒体)说医生没有问题,大家是不相信的。"《新民网》医疗卫生条线记者L回忆当时的状况:"医疗纠纷本身是记者非常难解决的东西,太专业了,以前媒体觉得这是大事,媒体不嫌事大,所以容易从患者角度表达。"

发酵至2010—2014年间,医患报道数量达至顶点,医生形象跌至谷底,几乎等同于恶魔,媒体对医生喊杀一片。2015—2016年,在媒体狂风暴雨式的轰炸后,卫计委、医生群体、医院宣传部门开始调整策略逐渐发声,这一时期医院、医生的发声和新媒体技术的发展有着很大关系,微博、微信相继在2009年、2011年上线,使得医方掌握了发声渠道,医方的发声抢占了传统媒体舆论阵地,很多医疗纠纷的舆论反转现象在这一时期出现,"缝肛门"(2010年)、"八毛门"(2011年)是这一时期舆论反转的典型。从2000年到2014年左右,这一时期是医患报道的"贬"时期。

在这十几年的长期交锋、交战中,记者对医生群体从不了解到开始理解,对医生群体的辛苦和不易开始有了较为理性、全面的认知。记者认识到医学的复杂性,并逐渐开始理性、客观地看待医疗纠纷。酝酿至2014—2016年,医患报道倾向开始出现了转向,媒体开始关注医生群体的辛苦,当医闹事件频繁出现时,记者开始转向同情医生。这一时期是医患报道的"探"时期。

2017—2018年,医生的正面典型报道成为医患报道主流,各种"最美医生""最美护士"系列报道充满卫生版面,这一时期是医患报道的"捧"时期。该阶段的到来和几方面原因有关:除了媒体人对医疗体系的认知成熟化,还有媒体人对改变医疗体制的希望,也与党的宣传方针有着密切关系。与此同时,医患报道数量开始锐减,医患话题逐渐淡出媒体视线,医患报道开始进入"衰"时期。

近二十年的发展过程中,医患话题从"热点"到"过时",并不是因为医患纠纷数量由多变少,也不是因为医患矛盾由激烈变得缓和。相反,二十年来,每年医患纠纷的数量并没有显著性变化,[2]之所以让公众感觉近几年医患纠纷变少,是因为媒体对这个话题的关注度减少了。

从 1999 年到 2018 年，历经 20 年时间，医患报道消耗完了媒体的热情，也走到了最后"衰"时期。可以预断，除非国家再次出台颠覆性医改政策，否则，医患报道不会再成为媒体的热门议题。

医患报道的发展过程和媒体从业者对医疗行业的认知成熟度有着密切关系。媒体从业者从不了解医疗，仇视医生；到逐渐了解医生，归复理性；到同情医生，反思自省，与医患报道的倾向转变有着十分密切的内在关联。笔者推测，这种"媒体从业者的认知变化与报道倾向转变"应该不单单存在于医患报道领域，其他领域的报道中可能也同样存在。可以说，报道倾向实质上是媒体从业者对某个领域或事物认知过程的体现。

第二节 理论依据及框架搭建

一、新闻生产理论依据

（一）"新闻常规"新闻生产理论：

新闻生产研究早期较有名的是 White 的"守门人"研究。White 通过对媒介组织内部的守门人研究，提出守门人决定了哪些内容流向受众。White 在 20 世纪 50 年代对美国一家地方报社电讯编辑的守门活动进行实证调查，他深入地描述了编辑如何挑选新闻并对新闻生产过程进行把关，提出决定信息可否被流通的"守门人"概念，并提出新闻包含记者个人偏见（individual bias）。[3]

20 世纪 50 年代中期，学者将研究重心从媒体从业者层面转向至新闻组织利益层面。[4] 布里德（1955）对美国百多位新闻从业人员访谈后提出编辑室的控制凌驾于编辑个人的把关。[5] Roshco（1975）指出，在大多数情况下，新闻从业者选择新闻事实通常由社会组织结构决定，包括：哪些事件、哪些人物可以被曝光；哪些组织、机构不能被曝光；被曝光事件和人物的呈现方式等。[6]

这一阶段的新闻生产研究重心由早期的编辑个人层面转向了新闻室内部控制层面。盖伊·塔奇曼提出了"新闻常规"概念，并指出"常规型塑了新闻"。[7] 她从消息来源、记者社交群、媒介权力、意识形态等方面，考察了新闻生产过程中媒介组织常规对记者运用媒介框架的影响。[8] 塔奇曼将新闻常规视为维系媒体运转的准则和规范。[9]

此外，Fishman、Hirsch、Gieber 等学者将对"新闻室常规"的考察扩大了新闻组织外，[10-13] 将媒介组织置于社会性视野中，考察组织内部与组织外部的互动关系对"新闻常规"的影响。Hirsch（1977）关注媒介组织与社会制度之间的关系，剖析了社会力量对媒介组织的影响，并提出应扩大媒介生产的研究视野，建议从"个人、组织、外在环境"三个层次进行探讨。[14] Gans（1979）关注不同媒介组织之间的竞争，并提出"竞争选民"概念（competing constituency）。[15] 到了 20 世纪 70 年代晚期，有关新闻媒体的"新闻常规"研究已经从编辑室内部(编辑室的新闻常规操作)转向对媒介组织外部(媒介同行、社会组织、政府机构对新闻生产的交互作用)的探讨。

以上学者均普遍认为,媒介组织的把关与控制比起记者个人的预设和立场对新闻生产的影响更大。这批专注于新闻常规研究的"常规派理论家"(routines theorists)视新闻生产行为被利益操控且有规律可循。[16]

"新闻常规"新闻生产中的很多经典研究采用了"新闻室民族志"方法。比如,1973年,爱泼斯坦对部分全国性新闻机构进行为期一年多的田野调查,并出版了《来自乌有之乡的新闻》一书。[17]1978年,塔奇曼考察了哥伦比亚广播公司(CBS),出版了《做新闻》一书。[18]1980,马克·费什曼调查了加利福利亚一家报社,并出版了《制造新闻》一书。[19]甘斯观察了《时代周刊》、哥伦比亚广播公司、《新闻周刊》和美国全国广播公司等媒体生产过程,揭示了媒介组织对记者实施的组织约束和压力。[20]沃伦·布里德考察了新闻组织对新闻生产过程施加的各类权力因素。[21]

"新闻常规"新闻生产理论将新闻工作者视为被动的存在,新闻生产者被媒介组织框架限定及控制,是只能被动按照组织要求进行生产的"新闻流水线上的工人"。Lewis(1967)明确指出,新闻室的控制力强大,对生活于其中的编辑和记者施加了深刻影响。[22]菲什曼(Fishman)同样认为,与普通受众一样,新闻工作者也会受到媒介设置的框架的影响。[23]Scheufele进一步补充了潜在影响新闻工作者的媒介框架,指出至少存在五种因素会潜在地影响记者框架一个给定的事件:社会习惯的价值,组织压力和限制,利益集团的压力,新闻规范,记者的意识形态或政治导向。[24]

"新闻常规"新闻生产理论强调新闻室内部对新闻从业者的影响和控制。对新闻业充满悲观情绪,认为新闻业与政府合谋,通过设定一系列媒介框架和运作规则,维护现有统治阶层,新闻生产者缺乏主体能动性,被媒介组织强大的规制所驯服,被动地接受一切现有规则。就在"新闻常规"新闻生产理论的理论缝隙中诞生了"个体能动"新闻生产理论的生长空间。

(二)"个体能动"新闻生产理论

"个体能动"新闻生产理论研究者将焦点从对新闻室内部的"新闻常规"的关注转向对新闻生产者"个体实践"的关注,强调新闻生产者个体在新闻生产过程中所发挥的能动性和创造性。

尼基·亚瑟通过田野调查考察了新闻从业者的新闻实践过程,证实新闻人的个体实践活动会反作用于媒介组织,新闻人并不总是完全遵照媒介组织的要求和规则,个体的能动性会促使新闻人反向利用组织规则践行个体行为。[25]

社会学家皮埃尔·布尔迪厄的场域理论(Field Theory)调和了个体行动和客观结构之间的关系,是填补"新闻常规"理论裂隙的一支重要力量。场域理论"既避免过度强调客观结构对行动者的决定性作用,又避免过度强调行动者的能动性"。[26]他在《关于电视》一书中正式提出"新闻场域"(media field)这一概念,并引入了两个重要概念"惯习"(habitus)和

"资本"(capital)。[27]布尔迪厄用"惯习"概念来描述新闻从业者内化媒介的组织规范,以其作为自身行业习惯来指导其新闻实践活动。他强调个体行为和组织结构之间的互为影响,记者和编辑本身既是行动的实施者,但同时又受到所在媒介组织的惯习制约,新闻从业者个体的实践活动无法超越所处的媒介结构。

此外,"个体能动"新闻生产理论重新审视了传统新闻生产的"田野"概念,扩大了田野调查的边界。"新闻常规"新闻生产理论视传统编辑室为新闻生产的田野,这种单一的田野概念越来越受到质疑,随着组织性生产向社会性生产的变迁,新闻生产过程越来越被视为具有动态化、多维度、网络化和多平台特征。[28]

受"个体能动"新闻生产理论影响,许多学者重新审视了影响新闻生产的因素,从原先局限于编辑室对个体的影响,发展到对个体的、组织的、受众的、社会性等多维因素的考察。Wolfsfeld(1993)指出,媒介机构的独立性、获取新闻消息来源的渠道、媒介机构的惯习和规则、媒体从业者的倾向和立场等都是影响媒介框架的因素。[29]在此基础上,台湾学者臧国仁等人归纳了影响媒介框架的因素有:新闻常规、组织内部的控制机制、消息来源、记者个人框架、读者个人框架、政治情境以及历史文化脉络等。[30]

Shoemaker & Reese(1991)全面归纳了影响新闻生产过程的因素,并提出了五个同心圆的"影响阶层模式"(hierarchy of influences model)。[31]最核心的同心圆为"个人层次"(individual level)(个人特质、角色期望、工作型态),其次为"媒介常规层次"(media routines level)(传播者重复出现的工作模式,如:倒金字塔写作、采访路线),再次为"组织层次"(organizational level)(组织的特征、新闻室的社会化),"跨媒介和社会/制度层次"(extra—media level)(政府、广告主、市场、消息来源、受众、利益团体、其他媒介),以及最外层的"社会系统层次"(culture)(文化、意识形态)。

通过以上文献梳理,新闻生产理论的发展经历了从"新闻常规"向"个体能动"的转变;从聚焦新闻组织对个体的控制转向关注个体的能动性和积极性;田野边界从新闻编辑室内部扩大到媒介组织外部;影响新闻生产的因素从单一因素转向对多维因素的考察。

对影响新闻生产因素的考察视野从微观转向宏观,从对记者个人、编辑室内部控制的考察转向对社会、市场、政府等的考察。鉴于Shoemaker & Reese的五大同心圆"影响阶层模式"囊括了前人研究的所有可能影响媒介新闻生产的因素,故本章决定采用Shoemaker & Reese(1991)的五同心圆"影响阶层模式"作为分析框架,从个人层次、媒介常规层次、组织层次、跨媒介和社会/制度层次、社会系统层次五个层面,对医患报道生产过程进行深入考察,以《澎湃新闻》《人民日报》《凤凰新闻》三家媒体为主,辅以《新民周刊》《文汇报》《新民网》等媒体的一手深度访谈资料,剖析医患报道倾向转变的原因。

二、本章框架

本章围绕Shoemaker&Reese五同心圆"影响阶层模式",从个人层次、媒介常规层次、组织层次、跨媒介和社会/制度层次、社会系统层次五个框架层面着手剖析医患报道的新闻生产框架,以探究"医患报道倾向周期"的发生原因和发展过程。

"个人层次框架"（individual level）主要探讨记者的个人特质、角色期望、工作型态。"媒介常规层次框架"（media routines level）主要探讨传播者重复出现的工作模式，如：文本写作、采访路线、新闻线索。"组织层次"（organizational level）探讨媒介组织的特征、新闻室的社会化。"跨媒介和社会/制度层次框架"（extra-media level）主要探讨政府舆情管控、药企、警方、公众等。"社会系统层次框架"主要探讨技术、文化、意识形态。

第三节　医患报道倾向转变与媒体从业者个人层次框架

本节围绕"媒体从业者个人层次与医患报道倾向转变"，从媒体从业者的个人情感、认知特征、角色期望三方面展开论述。媒体从业者也是根据淹没读者和观众的新闻做出反应的。[32]记者作为社会的一员，沉浸于大众媒介灌输的观念，浸染在与读者相同的社会舆论环境之中。由此产生的对某群体的刻板印象，会带入记者的新闻生产过程中，使得记者在采访、写作各环节中无法避免地带有某种预设。

一、媒体从业者个人情感框架的转变：做这行越久越感觉医生不容易

早期医生以绝对的负面形象出场，这种负面形象发展到2010—2013年左右达到顶峰，当时，医生被描绘为"白衣恶魔"。"缝肛门"（2010年）、"八毛门"（2011年）系列报道是这一时期的典型医患负面报道。随后，主流媒体开始探究医疗行业，发现医生同时也是医疗制度的受害者和医患冲突的"背锅侠"，媒体开始将矛头指向医疗制度，医患报道开始逐渐偏向医生。2017—2018年，国家层面开始要求媒体树立行业典型，正面宣传医生群体，期间出了"最美医生""最美护士"系列报道，医生群体开始全面以正面形象出场。在这个过程中，记者个人情感上发生了变化，从早期祖护弱者喊杀医生，到逐渐理解医生，再到愧对医生，记者在情感上经历了一个缓慢的变化过程。

这个情感转变过程进展复杂，笔者通过整理12万字的访谈逐字稿，析出记者对医生交织了六种情感，分别是：对弱者的同情、对医生的共情、对医学的敬畏、对医生的愧疚、被施压后的无奈和与医生的人情尴尬。

六种情感有一个发展的先后顺序：早期，先是对弱者（患者）的同情占据上峰。中期，对医生的共情、对医学的敬畏二种情感逐渐产生。后期，对医生的愧疚、被施压后的无奈、与医生的人情尴尬三种情感渐次发生。

（一）早期的同情："患者可怜，我想帮帮他"

医患纠纷频发早期，记者对医疗行业并不熟悉，一种"祖护弱者"的情感弥漫于记者群体中，当面对医患事件时，记者会不自觉地站在弱势群体一边。

早期，在记者看来，患方花了巨额医药费，死了亲属，可怜委屈的弱者形象深入人心，记者也是普通人，在对医疗行业了解不充分的情况下，通常会不自觉地祖护患者。加上，患者在讲述过程中通常会放大医生在事件中的过失，缩小自己的问题，突出自己的可怜遭遇，以一种情感化的"倒霉弱者"叙事方式夸大地、选择性地讲述自己的故事,引发记者"我想帮帮他"的同情心。

"会有这种倾向,记者会觉得市民是弱势的,医院、机构、有关部门是强势的,记者容易偏向市民,记者心里还是会有一点倾向的。如果不是跑医疗条线,而是接投诉电话的记者(对医疗行业不熟悉),当接到投诉后,记者心里也会产生各种对医疗的不满,想'我上次去医院的时候也遇到过医生态度不好',那时候很多记者心里也向着患者。"[33]

"包括很多涉及医患间肢体冲突的报道,以前这类报道是这样的,比如一个女性说她带小孩去儿童医院,医生对我态度不好,两人发生肢体冲突了,很多记者会站在患者的角度,因为觉得自己去医院看病也的确遇到过这种情况,排队1小时,看病5分钟,医生写的什么东西,看不懂,的确有很多抱怨在里面,很多记者心里的确是偏向患者的。"[34]

早期对医疗行业不熟悉的记者会先验地将患者的弱势群体身份投诸报道倾向的预设。造成这个问题有如下几个原因:首先,早期记者对医疗行业并不熟悉,加上早期医生群体、医院的沉默,导致记者在并没完全掌握全部事实的情况下,就从片面的信息得出片面的结论。其次,当时社会舆论氛围普遍倾向患者,记者也是普通人,有着普通人的认知和情感,容易受到社会普遍舆论的影响。再次,记者通常先和患者或者患者家属接触,首先听到患者对事件的描述,患者总是从自己角度去讲述事实,有意无意中夸大对自己有利的细节,缩小或回避自己的过失,会不自觉地引发记者对患者的同情。

(二)中期的共情:"越接触越了解医生艰辛"

当记者群体和医生群体接触越来越频繁之后,记者会更多地了解医生群体的艰辛,开始同情医生,并对医生群体有更多的体谅,这也是为什么医疗记者做得越久越会偏向医生群体。

"刚接触医疗领域时,很少和医生群体有接触,报道越来越多之后,无论医疗事故、医疗纠纷事件,医生作为当事人,要和他们沟通,或者把他们当作第三方专家,向他们请教,让他们作些评论,越来越多的沟通之后,你会对他们(医生)的艰辛了解多点,入行2年左右,会对医生群体开始有更多的体谅。"[35]

"(医患报道)为什么会越来越少? 特别是这两年? 这两年只有伤医事件会报道,剩下就是暖闻,讲医患情啊,为什么媒体现在不做这个了? 中国的医患报道最早的一波是讲医生很坏,干了很多坏事,伤害了很多人,同时期,另一波报道黑了很多民营医院,部分民营医院不太正规,这是客观存在的。中间也有部分媒体,就像我们做了医疗到底怎么回事,这对社会舆论的影响还是很大的,读者也慢慢开始偏向理性了,再后面一波报道开始说医生很可怜,医生很苦,还有就是比较集中的伤医报道。这是一个连贯的过程,大家对医生的同情是因为大家开始反思早期对医生的批评过分了点,苛刻了。"[36]

"中国的医疗其实发展的还是很好的,医生很努力,很坏的医生真的很少,因为医生的教育过程就决定了,医生对自己的行为还是有一定的底线要求的。读者的觉悟还是蛮高的,再加上伤医事件报道比较多的时候,大家的情绪开始偏向医生一边了,公众会想,医生这么苦,怎么能去伤害他呢?"[37]

一些媒体记者早期对医生群体一片批评声之后,媒体怒气得到了宣泄,情绪趋于缓和,部分主流媒体开始理性探究医生群体和医疗行业,当发现医生群体是医疗制度问题的背锅侠后,记者对医生群体逐渐产生了理解和共情,当出现杀医案、医闹案后,记者群体开始同情医生群体。

"2014年、2015年医患报道转向,从偏向患者到偏向医生,和整个社会认识有关,医患纠纷在前几年出现数量和影响的顶峰已经过了。影响力最大、最热的时候已经过了,现在过了那个点了开始往下走了。为何会发生这种情况?说实话,现在大家也开始慢慢了解一线医生的生存现状,也不能全怪医生,背后的原因大家也越来越清楚了,现在看病难看病贵的根子不在医生群体上,在于目前的医疗体制,这个问题是老问题了。公众经过十几年,也慢慢了解这个问题了,问题不在医生,而在于体制。"[38]

从认知层面而言,在2000年左右医改初期,记者对医疗行业和医生群体了解还不够全面,将医患纠纷的责任几乎全部归结于医生群体。十多年来,两个群体的互相沟通促使记者越发了解医生的辛苦和艰辛,逐步对医生群体产生了理解。

(三)中期的敬畏:"对医学有了敬畏之情"

记者在和医生经过十多年的接触后对医学有了更多了解,催生了记者对医学的敬畏,在报道中不敢再轻下结论。

记者意识到对复杂的医学问题不可轻下判断。医学本身充满不确定性,很多医学问题在医学界也尚存争议,对同一种疾病只有适合的治疗方案,没有所谓最好的治疗方案。[39] 医学效果还涉及个体差异,即使治愈率较高的治疗方案在不同病人身上的效果也不尽相同,在结果出来之前,医生也无法完全保证治疗的效果。[40]

医学充满上述复杂性、不确定性、个体差异性,早期记者并不十分了解这些医学特性,部分记者对患方偏听偏信,截取医生话语片段,造成报道话语的误表达。

"以前媒体对医院不太公正的报道中存在哪几方面的问题呢?可能会比较偏激,从煽情的角度,过于偏听偏信,记者不知道医学当中很多的一些问题,因为医学太专业,他(记者)不理解。"[41]

"记者可能只听了一面之辞,或者是带有主观性地去采访医生,只用了医生一部分的话,并不是原话、所有的话,而是节选当中一段,这个确实是之前有过。"[42]

经过十多年的医媒切磋,记者群体逐渐认识到医学的复杂性和专业性,越发不敢像早期那样随意对医学原因和医疗纠纷断下评论。《澎湃新闻》记者表示:"如果(医患报道)在医学事实、逻辑、常识上出问题会很惨,死定了,这也是为什么现在遇到这种(医患)选题,记者有点避之不及。"[43]

记者对医学的敬畏在某些程度上降低了记者对医患话题的兴趣,减少了医患报道的热度。而且,由对医学敬畏之情而弥漫到对医生职业的敬畏感使得记者在下笔时在观点表达方面比以往更为谨慎,从而悄然改变着医患报道的倾向。

（四）后期的愧疚："医生群体流失严重，媒体也是有部分责任的"

记者群体意识到对医生负面报道的最大危害之一是造成医生群体流失严重，恶化了医疗环境。十多年来媒体对医生群体的大量负面报道，造成公众对医生群体的不信任，给医生群体造成相当的心理压力，很多医生在行医过程中可用"小心翼翼"来形容，在恶劣的职业环境中，相当医生感到失望，逐渐离开了这个行业。医生群体的大量流失使得很多医疗记者也意识到了问题的严重性，加上医生群体和记者群体的沟通加深，记者群体开始反思。

"医生不够用了，中国医生的流失率挺严重。还有就是这几年媒体也意识到这种情况，所以对医生群体的生存现状方面的报道也相应多了起来。过去媒体对医患纠纷报道太多，但是对医生群体的生存状况媒体虽有关注，但关注力度不够，这几年对医生群体的关注大了很多。"[44]

医疗卫生条线记者早期做了多年医患负面报道之后，逐渐认识到了医生群体的辛苦，对医生群体产生愧疚，后期通过医患暖闻报道为自己之前的医患负面报道做些弥补。沪上某媒体记者通过对一起"患者丢肾"事件的误报道（因未查到医院正确电话号码，而未采访到医院），和该医院的医生从敌对对立，到互相了解，到逐渐成为朋友。该医院宣传部主动提供了一条医患暖闻线索给该记者，记者对之前的误报道心感愧疚，在过年期间为该医院做了一条颇受读者好评的医患暖闻。

"当时为什么要采这个？一方面因为是暖闻，另一方面是因为当时特别缺这块（暖闻）。算是给做了那么多伤医事件报道扳回来一点吧。这个拿到线索之后，我挺想做的，和领导报了，领导同意，就去采了。线索是医院有意给的，通过微信给的，我们现在是比较好的朋友了，她（徐州医院的宣传部某人）非常帮忙，他们是一家三甲医院，江苏省的三甲，医院特别大，专家特别多，我还找过她帮过很多次忙，其他医患事件，和他们医院没关系，通过她找相关科室的专家去评点一下，她特别给力，帮忙协调专家等。"[45]

"这算是个暖闻，医院宣传部给的线索……医院的宣传部越来越聪明，这家就是徐州医科大肾失踪的那家医院，不打不相识，被拉到群里面，阿宝骂我们的那次。后来大家慢慢熟了，也知道各自什么的脾气，听他们说了一嘴这个线索，也觉得挺好的，因为是暖闻，老是缺暖闻，现在报负面报得太多了，思维快定型了。"[46]

"之前报了他们负面报道，见面三分熟，我觉得挺好，我和她到现在为止一顿饭也没有吃过，也没有特别去干嘛，第一次见面拖着行李，我也气呼呼的，我刚被骂过，一群人把我拖到微信群里，指责我说：'哇塞，你们记者这个都没有核实清楚就去写，可想而知，其他东西可信吗？'然后又去采访肾失踪的事件，沟通之后觉得大家都是挺坦诚的人，有问题就说问题，后来聊得比较多，也都释然了，后来把稿件错的地方也都更正了。"[47]

在这个过程中，可以看到记者群体和医生群体之间的磨合过程从"互相抵触"到"逐渐了解"。记者对医生的认知过程从"抵触敌对"到"理解合作"；医患报道倾向从"医生负面"出场到"医生正面"出场。可以看到，记者认知发展过程和医患报道倾向轨迹高度吻合。

（五）后期的无奈："医生群体很较真，现在医疗记者不好做"

医生群体素养高且非常团结，对媒体黑医行为旗帜鲜明，态度坚决。近 5 年以来，医师协会、卫计委保护医生的行动也越发频繁。

"为什么这两年医患报道少了，其实是因为做这条线的记者不太再想做这方面的题材了，也是因为他们（医生）较真比较厉害，所以大家（记者）就不碰了，（医生他们）爱咋样咋样吧，因为记者手里事情也很多，选题也很多，就不指望这壶来喝茶了。"[48]

"医患报道的记者阻力有中国医师协会、医院宣传部、医生、自媒体、医疗自媒体联盟，大家比较忌惮宁方刚（烧伤超人阿宝，北京积水潭医院烧伤科医生）、白衣山猫，因为他敢骂，所以大家能不碰就不碰，一般人像我们这样，谁有精力去搞那个，有空多写几篇其他的报道不好嘛？！"[49]

"做医患报道是风险比较大的一件事情，医生是比较较真的人，都是智商很高的人，训练有素，素质很高，特别抱团，为什么抱团？医生当受害者的时候，都是医生，所以被跨省抓铺的谭秦东（鸿茅药酒事件中被跨省追捕的医生）会有这么多人支持他，而且他们地位特别高，通过医师协会出来撑腰，还有国家卫计委，所以做医患报道风险在于不能出错。"[50]

"柴会群被整了一下、向军（新民晚报），在澎湃下也点过一段时间的蜡……烧伤超人阿宝我们就敬而远之了，他人还不错，我们更喜欢理性平和的方式来讨论，如果没有理性平和的前提，大家（记者）就都不碰了。"[51]

这几年，医生群体逐渐掌握了发声渠道，抵制黑医报道态度坚决，加上卫计委、医师协会等组织的有力协助，给记者群体施加了一定压力，现在记者在医患报道中的观点表达比十年前要谨慎小心得多。

（六）后期的尴尬："与医生成了朋友，现在做报道有更多顾虑"

中国是熟人社会，讲究面子和人情。人情关系、面子问题深刻影响着医患报道倾向的转变和医患报道数量的减少。条线记者在某一条线浸润越久，他就对该条线越有感情和立场。"我也是做了几年，和医生群体、医院宣传系统的人认识的更多，交流得更多，大家都给彼此几分面子，更多的理解、人情，做报道中有更多考虑。考虑的更充分些，了解更多点再下笔，下笔更谨慎了，这造成医患关系平和的假象，只是没报出来而已。"[52]这两年医患报道看似变少了的部分原因也是由于记者和医生群体多年互动造成的，两个群体关系越来越密切，人情往来不断，人情关系牵制了记者独立、自由的立场，使得记者无法像初涉该领域时那么"铁面无私"。

记者和医生群体的人情体现于医疗条线记者更能理解医生、医院的难处。经过十多年的交往，医疗卫生条线记者对医院的设施、人事、流程有了深入的了解，当突发事件发生时，条线记者更能理解医院的困难。"比如这种高温天气断电了、断水了，领导会说这事大，赶紧去问一下，医疗卫生条线记者就会跟你说，这很正常，为什么正常？在不断地和条线沟通中，条线也会有种教育给你，给你一个行业教育。"[53]

促使记者和医生群体建立人情关系的另一个重要因素是：记者和医生的熟悉程度决定了记者可以从医院获取多少线索和资源。"如果你在一个条线上跑得很深，某个机构、组织的线索就只提供给你，成为独家采访资源。记者与采访对象之间的深度交往，考验着记者与人交往的能力。"[54]

人情关系的独特作用在医疗条线记者和社会记者（群工部）记者之间的差异中最能体现出来。社会记者（群工部）记者负责读者投诉，平时和医院没有接触，也没有人情关系，他们在采访医院时会受到医院的各种阻力。但医疗条线记者由于和医院有着长期联系，建立了较为深厚的人情关系，条线记者在新闻线索的获取、采集过程中独占优势。

《新民网》卫生条线记者L坦言："如果是社会记者去采访医院，医院对你身份也不了解，我说我是某个媒体的记者，医院的人也不认识你啊，人家也将信将疑的，对记者一定是非常谨慎的。但如果是我打给你，我们俩平时很熟，医院和我说这是个误会，我就认可这种说法，我就会继续了解这是为什么呀，医院就会仔细和我讲这个情况。但是社会条线记者听医院说是个误会，他会怀疑医院是不是在掩盖事实，是不是在推卸责任，假如我们和对方很熟悉，我心里也知道你不会骗我的，你也知道和我讲实话，我不会卖了你，知道我会用好的办法把事情讲出来。所以，有的时候我们领导会说，你们条线记者屁股坐歪了，认为条线记者都是向着条线的。我们有时候也会和领导说，'不是因为条线记者向着条线，是因为我们比你了解情况。'"[55]

各个条线的报道中都充满各种人情关系。记者和条线之间的人情关系直接影响到记者获得线索的数量、可信度、翔实度等，同时，记者也会给条线带来利益和好处。可以说，医疗记者和条线之间长期建立的互相依附关系，对医患报道倾向的转变有着至关重要的影响。

但是这种人情关系也会演变成一种人际负担，给记者造成一定业务方面的尴尬情境。当某家关系不错的医院发生了医患事件，记者该如何处理呢？在笔者的访谈中，越是和医院关系深厚的记者越是习惯性从医院角度去报道医患事件，主要表现在通过医院官方部门（医院宣传部门等）获取信息线索，更多地采访医生、医院医务处、宣传部门等医方人员，以医院提供的通稿作为基础进行报道。可以看到，记者和医生群体间人际关系的逐步发展悄悄改变着医患报道的倾向。

二、媒体从业者个人特征框架的转变：媒体人性格特征与医患报道倾向

医患报道倾向和记者个人特征，比如情绪、性格，以及对社会的认知有关。本书发现，性格偏激、喜迎合受众的记者较容易站在医生对立面去报道医患关系。情绪平和、态度理性的记者倾向于更深度地考察医患关系。

（一）冷静深度：《新民周刊》主编刘琳

笔者在调研中发现《新民周刊》是几家杂志中介入医患报道比较早的期刊，但是其并没有参与早期"黑医生"那波浪潮中，始终保持较为理性、客观的态度审视医患关系。访谈后得知,这种冷静克制的视角与《新民周刊》主编刘琳女士的个人特征有关。《新民周刊》主编刘琳女士是医疗卫生条线记者出身,多年条线教育下培育出其理性克制的性格。在其影响下,《新民周刊》一众编辑、记者对于医疗行业具备了基本的认知,并逐渐形成倾向于医生的报道立场。

(二)双重标准:《南方周末》记者柴会群

《南方周末》记者柴会群曾一度站在医患报道领域的风尖浪口,其关于"缝肛门"的报道《谁制造了深圳产妇"缝肛"门?》被医师协会起诉,医师协会被判胜诉。[56] 关于走廊医生兰越峰的三篇报道《"疯子"医生:你砸医院招牌 医院砸你饭碗》《"创收"院长》《公立医院创收潜规则》经中国记协核查,各界专家评议后,结果显示存在五个方面的相关内容严重失实。[57]

从接触过柴会群的媒体人处了解到,柴会群性格"有些偏执",对自家人和医生有着双重标准,对自己人要求宽松,对医生要求苛刻。这点可从媒体报道过的柴会群弟弟责罚学生案中略知一二,柴在其弟弟出事后写了一些文章,替其弟弟伸冤抱不平。其对医生的"苛责"相比对弟弟的"宽容",显示出其待人可能存在"双重标准"。

"我和他(柴会群)见过一次,山东人,他们家农村的,我们这有个以前的记者和他还蛮熟悉的,他弟弟还出过事,媒体也报道过,他弟弟是小学老师,小孩子捣蛋,罚了几个学生,有点体罚,说不清楚失手还是什么,一个小孩子死了,柴会群一直替他弟弟伸冤,说这个小孩子的死和他弟弟没有直接关系,为这个事情还在媒体上报过,当然也有人不是太能理解,觉得他性格上有些偏执,等于是双重标准。对医生群体很苛刻,这个那个都要完美,觉得医生很多事情都是故意的,但是在自己家人的时候就说没关系的,是失手的。"[58]

"很多媒体记者,像早期的南方系有很多稿子,他们不一定是不了解(医生处境),而是和记者个人情绪有关系的,他对社会的认识有关系,还有一味地去迎合群众的情绪,因为他觉得这样写出来的时候有'爆点',肯定会有社会的共鸣,那个时候的舆论环境下,如果说医生坏,是能够引发社会共鸣的。"[59]

个人的性格特征和价值观有关,这些观念是成长过程中逐渐形成的,和原生家庭、成长环境密切相关。记者的预设立场还受到所在媒体机构氛围影响,不排除个别媒体、记者在医患报道早期故意迎合受众情绪,一味追求受众注意力,将新闻专业性原则抛之脑后。

(三)自由理想:《澎湃新闻》创始人邱兵

邱兵是《澎湃新闻》的创始人,整个澎湃文化深深烙印着这个人的个人特征。邱兵毕业于复旦大学新闻学院,他在《澎湃新闻》上线前写的《我心澎湃如昨》一文,高扬了其理想主义色彩:

"我们从理想主义来到了消费主义,来到了精致的利己主义,我们迎来了无数的主义,直到我们彻底没有了主意。暗夜里抬起头的时候,发现星空里写着,'你正位于混沌的互联网时代'。那个夏夜,回忆起来,纠缠着,像无数个世纪,而之后的 24 年,却短得像一个杂乱无章的夜晚。

……

我只知道，我心澎湃如昨。"[60]（《我心澎湃如昨》）

媒介领袖的个人特质对于一线记者有着具大影响，邱兵的理想主义弥漫于《澎湃新闻》年轻记者群体中。"邱总挺理想主义的，先是写评论，看球、偶然写诗、写时评、写了创刊词，愤而出走。"[61]

《澎湃新闻》从《东方早报》转型而成，其报道风格犀利，选题勇猛，敢于做敏感话题，敢于说实话。《澎湃新闻》早期写了很多揭露核心问题的医患报道，以至于引来宣传通知，在媒体业界有句玩笑话："澎湃恐怕是要有一个部门专门负责写检讨。"虽是玩笑话，但从中可见《澎湃新闻》追求理想、自由的冲劲。

《澎湃新闻》和笔者访谈的其他媒体相比更理想主义。澎湃从事医患报道记者在追踪外省的卫生报道过程中，和当地宣传部门上演过"警匪戏"，记者驱车在前追查事件真相，当地宣传部驾车在后追赶拦截记者，当笔者问：你这样的行为在澎湃算理想主义吗？该记者回答："我在澎湃不算理想主义的记者，澎湃有很多优秀、有想法的记者，澎湃还有蛮多这样的人。"[62]

"问：触及制度层面，在中国很困难吧？答：我觉得一个好作品可以达到这个效果的，引来宣传通知也是值得的。澎湃有些人会以撤稿为骄傲，那是一种无奈，其实最关键的是：一个好的作品会留下来，你想写就一个好的作品，路上是会有蛮多阻力的，这就导致医患报道大家越来越不愿意触碰。"[63]

"从《东方早报》到澎湃成立初期，我们记者都觉得自己媒体像一柄利刃一样，怎么厉害怎么来，都是做最猛的选题，现在越来越风声紧，看到这段时间口径相对宽松点，抓到好机会，赶紧发猛的稿件。"[64]

澎湃的闯劲和猛劲在沪上媒体行业得到普遍认可，媒介机构的倾向性是每位记者个体倾向的总和，领袖人物的态度倾向又是影响记者个体倾向的重要因素。

三、媒体从业者角色和期望框架的转变：职业价值感逐渐丧失

（一）职业动力与期待："对改变社会的渴望"

刚踏入记者行列的新手只要发表了报道就能感到职业成就感。"刚入行时，每天采访对象和内容都很新鲜，对这些新线索的敏感性比较高，也会觉得对方的每一句话都饱含深意、很有意思。如果将这些采访内容形成文字、见诸报端，就会有满满的职业成就感。"[65]刚入行的记者容易体会到新鲜感，刊发了报道、遇到新鲜事、见到名人都会产生满足、有趣、新鲜的职业体验。

但随着时间的推移，职业新鲜感会逐渐衰减，记者对成就感的标准会越来越高，也越来越难以满足。入行时间越长，记者感受到的新鲜事越少，小有成就之后会寻求更高层次的满足，而更高层次的职业成就感总与改变社会的动机有关："工作6年后，作为一名记者，倍感自豪的是发现自己的新闻作品可以为社会带来积极正面的效应。比如,通过记者的报道,一些公益项目得到了公益组织的资金支持;犹如通过记者的报道,政府了解到创业者们遇到的困难,通过政策的修改和制定,为创业者提供更好的创业环境。相比之下,党媒刊发的文章似乎在产生积极效应上更有力量,这也是党媒重要的意义所在。"[66]

记者职业的持久动力最终来自对改变社会的渴望,即对影响力的追求。这种影响力可以是推进制度的改革、推动立法、给社会带来正面效应。需要指出的是,在中国,媒体实现影响力的途径往往诉诸于政治力量,即借助政府高层官员对某问题的关注和支持,推动某一方面的举措。可以说,在中国媒体实践需要政治力量的托举。

(二)外部竞争压力:"我们和自媒体是不一样的"

传统媒体记者的角色定位还来自一股外在压力的倒逼——自媒体。近几年来,传统媒体记者在医患报道中表现得越发自律,越发注重核查事实,像过去随意电话采访医院总机的情况越来越少发生。这种行业自律行为除了政治力量的要求、编辑室的把关,还有就是媒体人个体的社会责任感被自媒体激发了,自媒体点燃了传统媒体从业者的社会责任感——"我不能和自媒体同流合污。"

传统媒体对擅长造谣、煽动情绪的自媒体的情感是复杂的:既有厌恶和瞧不起;也有羡慕和眼红;还有受挫和压力。传统媒体记者厌恶自媒体为赚取流量不惜使用各种下三滥手段,哗众取宠、造谣生事。也眼红自媒体轻轻松松就可获取十万+的流量,赚得盆满钵满。自媒体的红红火火让传统媒体记者竞争受挫,同时也深感生存压力。种种情感汇集到一起,激发出记者的社会责任感、使命感:我们是记者,我们是有社会责任的,我们和他们是不一样的!

"网上信息碎片化,以前讲家长带孩子看病排队4小时,直接就可以出去了,现在不行了,一定后面要跟一个解决的举措。自从自媒体出现以后,传统媒体的自觉性更高了,我不能和自媒体同流合污,我是媒体,不是自媒体,因为自媒体只要爆点就可以了,他只要说,'哪家哪家医院抢孩子了'就可以了。有时候,媒体也挺眼红自媒体的,因为自媒体随便报一个现象流量就能10万+,反倒是媒体澄清真相的时候流量就很低,自媒体报一个谣言传的很快,等到媒体澄清真相时点击率就很低。媒体很受挫,媒体有社会责任的嘛,自从自媒体发展起来后,变相地对媒体的要求更高了,不让你像自媒体那样简单报事实,以前网络媒体是可以这样的,哪怕,对方只要说:'对!有这个事情。'也不用管这个事情是怎么样的,就可以发了,但是现在不会了。"[67]

传统媒体在自媒体出现之后,没有沉沦堕落,同流合污,反而是奋起向上,自我要求、自我约束。这种自发的激情与外加的推力(政治因素、编辑室把关)相比,具有更大的自发力量,也是推动医患报道由偏向患者转向偏向医生的记者个体层面因素。

当一个群体受到另一个低质群体进攻时,没有选择同流合污,是什么原因促进他们自发地对自己严加要求,洁身自好起来呢?其中定有比经济利益更重要的原因,笔者认为是作为一个专业人士的自我角色定位和对职业价值的期待——即我何以有价值?这份职业何处致我荣耀？人是精神动物,最终的满足必定来自于精神,一旦激起精神追求,才是职业的动力源泉。

（三）职业价值感丧失:"反复报道雷同医患事件没新意"

2015年前媒体对医患报道曾高度关注,生产了大量同质化报道。这些报道在内容上相似、情节上相同,缺乏更深层次的突破。"现在记者不愿意做医患报道这块,因为现在新闻很浅,也没有特别的新意……这种事件发生了太多次了,没有特别的新意。"[68]

"从我个人的医患报道的经验来说,比如从2014年开始通过领导派题、自己监控到的暴力伤医事件、医患冲突、医疗事故,慢慢报道越来越多了之后,我会觉得这种负面报道不是特别有价值。因为同类的报道不断地在发生,它就没有什么新意,换一家医院发生院内感染、伤医事件、医疗事故(和已经刊发的报道)开始越来越相似,大家没有吸取教训,你的报道没有产生什么效果,只是给同类的事件徒增了例子,没有往前推进。"[69]

医疗报道要想达到更深层次的突破必定涉及医疗体制问题,当媒体着力对医疗制度进行讨论后却发现收效甚微,记者对改变现有医疗体制感到乏力,当一类事情被过多报道,而报道又产生不了影响力的时候,记者在情感上会出现意义丧失感,从而疏远回避这类话题。职业价值感的缺失是促使记者回避医疗报道的重要原因。

"一个好作品可以达到触及到制度层面的效果,即使为此引来宣传通知也是值得的。有些人会以撤稿为骄傲,那是一种无奈,其实最关键的是:一个好的作品会留下来,你想写就一个好的作品,路上是会有蛮多阻力的,这是因为有几点极端原因,造成大家越来越不愿意触碰医患报道:伤医事件太雷同了,如果关注在细节上,没有新的东西,对改变体制有很强的无力感。"[70]记者价值感丧失的根本原因是看不到医患报道对社会所应起到的作用,只是给同类事件徒增例子,没有推动根本的医疗体制改革。

（四）职业成就感缺失:"对改变体制感到无力"

记者成就感的获得很大程度上来自于政治肯定,中国的媒介环境有其自身逻辑,这个逻辑就是紧密围绕政治权力展开。

写内参是记者表达理想社会治理图景的途径之一。"如果领导人觉得这个问题不重要或者已经采取行动,就不会有反馈。我们领导在非典时写过一篇内参,建议在京郊建立隔离医院,集中治理患者,被胡锦涛批示,第二天就付诸实施。就像内参大臣,政府智囊。"[71]

在访谈过程中,很多记者表示职业成就感的获得是看到自己的报道提议付诸实践,改变了某种社会现状。实践路径分为两大类:第一类由政府主导推动。政府官员采纳记者建议,通过制定、修改政策推动社会问题的改善。第二类是由企业、组织、个人推动。企业、组织、个人回应媒体报道提出的问题,通过投资、提供资源等方式推动实际问题的改善。

《人民日报》是中央机关报,正部级单位,与财政部、国防部平级,其社会影响力在全国报刊中是最大的。权高位重如《人民日报》,其对策建议的落实也需紧紧依靠党中央领导的批示才能推动,没有中央领导的批示,地方有关部门将《人民日报》的批评当作一纸空文。

"有关部门也不一定会听我们的,只有中央领导重视了,他们(有关部门)才会有实际行动。"[72]"我们部门一位同事写的扶贫稿件被习总引用了,有的比较好的文章,中央领导批示了,要求有关部委落实,有关部委才有行动。"[73]

医患关系的根本问题是医疗体制问题,少数政府工作人员不作为、乱作为是造成医患关系紧张的根本原因之一。记者对医疗体制问题的揭露与呼吁,长期得不到政府的回应与支持,报道收效甚微,是导致记者丧失医患报道动力的重要原因之一。

第四节　医患报道倾向转变与媒介常规层次框架

本小节从编辑室的业务实操层面,围绕"媒介常规与医患报道倾向转变",从医患报道的线索采集、选题生成、采访路径、报道写作四个层面展开论述,旨在分析新闻业务实操过程中,可能存在的与医患报道倾向转变有关的媒介常规。

一、医患线索采集框架:新闻线索价值内涵的嬗变

经过十多年,记者对新闻线索价值的判断标准发生了变化,由原来"凡医患题材均可"发展到需"事实依据充分""有现实推动性"等,体现出记者群体对医患题材态度越加谨慎和理性化。早期,医患报道刚成为热门话题时,一般的医患纠纷事件都可成为报道题材,甚至,有些记者还会无中生有地故意制造事件,比如茶叶水尿检事件。当时,媒体业界对医患题材来者不拒,公众对该主题也津津乐道。过了十多年,记者群体开始回归理性,媒体对医患题材新闻价值的判断标准上升到了要对社会、制度有推动作用,间接改变了医患报道倾向。

(一)不同条线记者的新闻线索采集路径与医患报道倾向的转变

媒体为了便于操作,会制定采访条线,按照版面内容的划分,一般都市报会设有经济新闻部、文艺娱乐部、健康卫生部、体育部、国内新闻部、国际新闻部、群众工作部(也称社会新闻部)等条线。

医疗行业、医患纠纷一般由健康卫生条线记者负责跟踪、采写。健康卫生条线记者浸润于医患报道多年,和多家医院宣传部门保持着密切联系,医院宣传部门会主动提供新闻线索给健康卫生条线记者,当发生医患事件后,健康卫生条线记者可以快速找到医院中高层了解事发过程。除此之外,群众工作部(社会新闻部)负责处理各类社会投诉性线索,也会接触到医患、卫生事件的投诉,但由于群众工作(社会新闻部)条线记者缺乏和医院的长期联系,接到投诉线索后,该条线记者往往是单枪匹马"碰运气"式地进入医院寻找采访对象,或者是通过打医院总机联系采访,由于缺乏熟人引荐,医院对群众工作部记者非常防备。

两个条线记者不同的新闻线索采集路径会得到完全不同的事实经过和结果。健康卫生条线记者采集的事实通常由医院官方给出;群众工作部(社会新闻部)条线记者采集的事实较多地由第三方人士给出，比如患者家属、目击者、清洁工、护工等。不同的事实提供者无可避免地抱持各自预设立场，患者家属一般主张自我权益，强调医院责任；医院官方一般淡化问题严重性，弱化医院责任。

前《澎湃新闻》社会新闻记者指出："卫生条线记者需要经常和医生、医院接触，他们的工作对医生群体的依赖度相对高，采写报道中也会更多考虑医生的观点。社会新闻条线的记者做涉医报道，医生和患者对于他而言都是新闻事件当事一方，没有太大区别。这个情况也不限于医疗这块，很多条线都是这样的，因为条线记者需要和对方（医院）相处好才能拿到信源，相对来说，社会记者（群众工作部/社会新闻部记者）的约束会少很多，各有优劣吧。"[74]

上海同济医院宣传处副处长坦言："迄今为止，我们医院唯一的一篇负面报道就是群工部记者做的，有时候病人对医院一些想法会通过媒体来表达，会给媒体打电话，通过媒体的群工部，就是群众工作部，大部分媒体都叫群工部，他们那边会有些负面的报道。"[75]

所以，群众工作部（社会新闻部）条线记者采写的医患报道的倾向通常偏向患者；健康卫生条线记者采写的医患报道的倾向通常偏向于医方。早期报纸时代，医疗投诉类的线索都是由群众工作部（社会新闻部）条线记者负责，这也是导致早期医患报道倾向偏向于患者的原因之一。新媒体蓬勃发展之后，编辑室为了加快刊发速度，改为由健康卫生条线记者采写医患投诉，具体原因将在后文详述，这也是导致后期医患报道倾向偏向于医生的重要原因之一。

（二）新闻线索价值内涵的嬗变：社会公共性问题

历史性考察媒体对医患新闻线索价值的判断，发现经历了由"低标准"向"高标准"的变化过程。早期，媒体对医患报道价值的判断标准宽松，只要发生了有爆点的医患纠纷必报道。现在，媒体对医患报道线索的新闻价值的判断标准越来越严格，更加关注其社会公共性，即该事件是否具有普遍性，是否从宏观层面，比如从制度、体制层面对现实有所推动。记者衡量线索价值的眼光变得更为宏观、理性。新闻价值标准的提升符合记者群体对医患事件的认知过程从感性向理性发展的特征。

新闻价值标准的提升还和媒体人自我定位的调整有关。十多年来的教训和经验，让媒体人意识到：仅仅报道一个个案，引发公众焦虑情绪并不是媒体该做的事，记者不应仅仅关注个案的结果，更应对宏观层面的问题展开拷问；报道不应是推动个案的解决，而应是对体制层面的推动。媒体在判断一则新闻线索的价值时，应更多地从社会公共性角度出发，考察该线索是否具有社会普遍性，其影响是否涉及广大公众。

资深媒体人坦言："新闻报道不是解决方案，解决方案还是应在合理合法的框架内，走医患纠纷的处理、申诉、鉴定等途径，新闻报道不是解决途径，但是在目前国情下，公众寄予新闻报道不合理的期望，希望通过新闻报道来给某方施压，希望它来干预解决，包括解决的速度、事件的走向，其实不应该是这个样子的，记者还是应该冷眼些，报道不是推动个案的解决，而是对更宏观层面的推动，但很多情况下，推动一个个案的解决，哇，大家都欣喜若狂,像寻找汤兰兰这种报道,但是在制度层面上根本撼动不了,制度的改变需要大领导的发话,现在我们太依赖大领导的发话,太不依赖合理合法的解决途径,这是非常悲哀的问题。"[76]

早期,媒体把医患话题当成博取眼球、获取利润的热门题材,经过十多年的实践、思考,媒体记者已经意识到一个个案并不能说明什么问题,很多个案除了耸人听闻并没有普遍价值,被挑选出来的个案往往是日常生活中的极少数事件,发生的可能性非常低,但这类新奇事件往往制造了公众恐慌,引发全民焦虑情绪。有良知的媒体应关注更为宏观的、制度性的、公共性议题。

(三)新闻线索价值内涵的嬗变:推动对体制的改进

上段论述中得出一个结论:新闻真正的价值不在于个案,而是个案背后更宏大的与制度、体制层面有关的东西,报道所启迪的真正价值是更多类似的个案应该如何改进、改善。记者更应注重的是个案背后能够上升到体制层面的东西,通过对一件或者一类事件的报道,推动制度改革,杜绝某类事件的再发生。这就要求记者像上帝一般从具体的个案当中抽离出来,保持旁观、理智和冷静,不渲染事件本身,着重提炼宏观的能触动制度的部分。

"其实做记者这么多年之后,去济南那边关注爱国卫生运动,为了创一个爱国卫生文明城市,他们做了那么多的临时关早餐店、赶走地摊;再到后来关注丢肾事件,我其实觉得很多人(当事人)用他们的性命铸就一个个案,但是我们做新闻报道,真正价值不在个案,而是个案背后所能触动的那些人,触动的那些体制,从个案上升一点的东西,更宏大的东西,和体制有关,或者和制度有关,它所启迪的,真正的价值不在于那一个个案,而是更多类似的个案应该做怎么样的改进和改善,这个可能是新闻最最最有价值的地方。这也就是为什么我们写报道的时候要关注事实本身,尽可能把它还原出来,是想提炼出来一些通行的能改变制度的部分,而不仅是渲染故事本身。所以,就要求记者要'冷眼':相对客观的,冷静的,给各方陈述,把这个事件,以上帝视角去鸟瞰,或者以当事人的视角去沉浸在当中,把它呈现出来。"[77]

(四)新闻线索价值内涵的嬗变:如今有证据的新闻线索才会关注

早期,医患题材作为爆点话题,是媒体特别乐衷的议题。只要一出医患纠纷,媒体就一拥而上,患者有没有提供证据无所谓,只要有线人爆料就行,有没有医生的出场也无所谓,只要有患者一方的说辞就行。当时,由于部分媒体对新闻事实的把控不严,导致了一批医患假新闻出现:"八毛门""缝肛门""走廊医生"系列报道均是早期假新闻代表作。

历经十多年,主题雷同的医患报道泛滥,读者已经对医患话题逐渐麻木,再夸张、血腥、出人意料、引人愤慨的医患案件都见识过了,还有什么能吸引读者?当记者找不到特别有新意的医患题材时,该话题热度也随之渐渐消退。

《澎湃新闻》医疗卫生条线的记者告诉笔者:"每天邮箱里的医患爆料不少,但记者选择跟进的相对较少,因为事件雷同,或不具备公共价值。"[78]医患纠纷由于十多年来同类报道太多,这类话题已经无法引起记者的兴趣。可见,医患报道数量的减少并不是因为现实中医患纠纷的减少,而是因为媒体失去了对该话题的兴趣。

如今,记者对医患题材的新闻线索要求越来越高,有证据的新闻线索才会被关注。记者在新闻线索的选择框架上发生了变化,要求变得苛刻,只有提供确实证据材料的爆料线索,才可能会引起记者的注意。这一转变有几层原因:①机会成本层面。调查工作的机会成本太大,缺乏证据材料的线索比起有证据材料的线索更有可能存在真实性问题,极有可能记者调查后的结果和患者爆料内容大相径庭,调查工作耗费记者大量时间和精力,若发现事实真相与线索内容不符,占用浪费了记者调查采写其他新闻的时间和精力。②影响记者的收入。如果记者调查不严,刊发了缺乏证据的失实报道,事发后会被要求撤稿,由于记者的收入和发稿数量密切相关,撤稿将直接影响记者的经济收入。

沪上某媒体记者坦言:"我们公共邮箱里经常接到爆料说他们家小孩、患者到医院治疗后死掉了,然后说医院黑心啊等,我们接到太多这种雷同的东西,有时候你甚至不想去关注,因为你问他要材料,他手里也没有,没有鉴定结果,没有材料,你不敢下笔啊,你怎么写呢? 多写一句你就很惨,我们那次就多写了一句话就被(烧伤超人阿宝)骂。"[79]

由于记者精力有限,记者在有限的精力中总是倾向于跟采能够增加个人经济产出的有证线索。如今医疗卫生记者对患者爆料尤为谨慎,除非有确切证据证明错在医生,一般不会采纳无证据线索。记者在选择医患线索时越发谨慎的态度的确减少了医生负面报道的出现,从源头控制住了医患负面报道数量。

(五)新闻线索价值内涵嬗变的结果:如今医患关系和谐是一种假像

虽然理论上媒体应将公共性原则奉为圭臬,但在实际操作过程中,媒体更关心的是医患线索能否引起公众的兴趣和关注。因此,在媒体实操过程中,媒体更关注即使发生概率低,但具轰动效应的事件;而忽略发生概率高,但习以为常的事件。究其原因,一方面是因为读者偏好,读者喜欢新奇、少见、出人意料的事件,对习以为常的事件不太感兴趣。另一方面,还和记者渴求的职业价值感有关,这点和讨好读者偏好是有关联的。新奇的小概率事件易引发受众关注,从而带来较大影响力,容易提升记者职业声誉,提升职业价值感。

记者承认,同类的医患纠纷事件的线索爆料每天铺天盖地,引发不起兴趣,因为同类事件太多,除非该事件和以往事件有不同之处,记者才会跟踪关注。[80]

因此,在媒体呈现和事件发生概率之间存在一种背反效应。媒体呈现的事件偏向少数、新奇事件,而身边大多数的、习以为常的事件常被媒体忽略。这就导致媒体关注的事件其实是现实中很小概率发生的,但经过媒体的报道和渲染,公众的讨论,舆情的发酵,这些小概率事件往往容易发展成为广为人知的公众事件,从而误引导公众认为,这类小概率事件是常见的。比较典型的例子就是空难,统计结果表明,飞机是所有交通工具中最安全的,发生空难的概率远比汽车车祸概率小得多,但是正因为空难概率小,让人觉得新奇、少见,媒体就特别关注空难事件,一有空难必报道,而车祸因为经常发生,让人习以为常,一般车祸无法引起媒体关注,除非是特大车祸,否则媒体不太会关注此类线索。结果导致,公众看到的空难报道量要远超过车祸报道量,误导公众认为空难是时常发生的事件。

在医患报道领域亦如此。早期,媒体对医患报道一拥而上,大肆报道,造成一种医患纠纷数量暴涨,医患关系非常不和谐的假像;如今,媒体对医患话题兴趣冷淡,对医患新闻线索的要求大大提高,现今只有符合"事实依据充分""对现实推动性""具有公共性"等一系列要求的医患线索才有可能被报道出来,而大部分的医患线索都沉寂在邮箱里。医患新闻线索价值内涵嬗变的结果之一是造成医患关系和谐的假像。

二、医患选题生成框架:从编辑室设置到医院设置

早期医患选题基本上都由编辑室单独把关完成,随着医媒关系逐渐发展紧密,医院宣传部门和医疗条线记者合作密切,医院宣传部门开始为医疗条线记者提供大量医疗卫生报道选题。在这个过程中,医院媒介素养提升迅速,一旦发生医患事件,许多医院宣传部门会在第一时间提供新闻通稿给各大媒体,媒体只需稍加修改后转载即可。随着医院宣传部门逐渐参与到医患选题环节中,也渐渐改变了医患报道的倾向。

(一)来自编辑室的把关

早期医患选题基本上都由编辑室把关完成。编辑室选题的产生方式通常有两种:自由选题、编辑部把关。自由选题是由记者本人根据近期热点上报的选题,这些选题必须经过编辑部把关,最终由编辑部确认哪些选题可以通过。

以《人民日报》为例,其选题内容主要来自三个方面:第一个是近期影响力较大的热点事件;第二个是部委出台的最新相关法规政策;第三个是记者在调研采访中发现相关新闻线索形成新闻选题。[81]《人民日报》一般不直接报道医患关系,不过有很多策划都是有医患关系的因素。医患关系报道分为二大类:通讯类和评论类。医患通讯类报道的选题由主编、编辑、记者针对近期的热点事件、重要时间点、自己和周围同事朋友的医患感受、读者的来信等进行策划。例如儿童节前后,会策划儿科医生的报道;选题的标准是具有普遍性,例如确实是很多老百姓的痛点和感受;报道的基调是正视问题,提供政策建议,看到光明的前途。医患评论类报道是《人民日报》较关注的一类报道。《人民日报》作为中共中央党媒承担着引领全国舆论导向的使命,通过评论类报道表明党中央的立场和态度。一般医患评论类报道的选题针对医患热点,由上级领导定题、记者选题决定。[82]

《澎湃新闻》实行选题制,其原创报道的选题主要由编辑室把关。记者虽然会自己寻找部分选题,但是找来的选题必须上报部门,由部门编辑决定哪些选题可以做,哪些选题不可以跟进。政治因素很大程度上影响报道的选题:比如宣传文件规定暂时不允许报道某省负面新闻;还比如领导人的态度倾向发生变化,也会导致某方面选题的流产。此外,人事原因也是影响选题的因素,比如报社领导岗位调整导致已完成的报道无法发稿等。

(二)医院宣传部门设置医患报道选题

近几年医院宣传部门相当程度上设置了媒体医患报道的选题,这种现象在过去很少出现。"八毛门""缝肛门"事件之后,医院开始广泛发声,近年来医院的医患报道手法越来

专业化,这种变化与医院宣传意识增强有关。

医院宣传部(科)的新闻生产流程大致是这样的:先做选题策划,当想到一个选题的时候宣传部会和临床科去沟通,进行采访和写稿。在和媒体的沟通上有三种方式:一种是宣传部(科)派人写完之后发给记者,记者若有兴趣,记者就会来医院进行补充采访。第二种是召开新闻发布会。第三种是组织小型新闻发布活动,比如组织一个科研成果,或是一个临床病例的发布会,并邀请几家媒体过来报道。

上海瑞金医院宣传科在全国属于翘楚。医疗纪录片《人间世》中有相当部分内容在瑞金医院完成拍摄。以瑞金医院宣传科人员配置来举例,瑞金医院宣传科一共有6人,科长、副科长、4名工作人员。科长是医生,副科长是从党办调来,4名科员中,一名复旦大学新闻学院研究生;一名记者出身,擅长文字;另一名也是记者出身,擅长播音;还有一名摄影出身。部门麻雀虽小,但五脏俱全,摄影、视频、写作、播音,人手配备齐全。像瑞金医院宣传部门的人员配置,基本上等于一家小微型媒体机构。

瑞金医院的选题生产流程在上海地区比较具有代表性:“如何选择选题? 一般来说,主要是临床科室提供给我们信息,我们有通讯员,我们一个人要对十几个通讯员,和通讯员联系比较紧密,通讯员如果觉得科室里有什么事情值得报道,一方面通讯员会自己写稿,第二方面他们会邀请我们去采访,我们一看素材比较好、新,比如全国最新的、上海第一的、甚至全球第一的,那我们肯定会请记者过来,还有比较有正能量,比较能够反映医患之间的温暖、相互的信任,我们都会去采访。”[83]

医院宣传部门报道手法也越发专业,常采用讲故事的手法来展开主线索。瑞金医院党委宣传员朱凡介绍:“我们切入点和所有做新闻一样,是以故事来带人物,用真实发生的故事来引导,描述事实,我们很专业。每年都会做很多培训,让我们变得更专业。我们宣传科有很专业的团队,有两人是记者,我们写的报道,记者改改即可使用。但一般记者还会补充采访,因为每家报社抓的点不同,他们会根据自己的点补充采访,但是大致的框架会用我们提供的。”[84]

近5年来,医院媒介素养提升很快,医院生产的稿件非常专业,专业术语表达精准,以至于很多稿件记者拿来可以直接刊发。《新民网》卫生条线记者L坦言:“现在医院的宣传很专业了,(宣传部人员)有些也是从媒体过去的,还有拿着记者的稿子一篇一篇学,学记者怎么写的,现在他们有的写作水平基本上已经比记者好了,这挺吓人的,他们发来的通稿,你会觉得:‘哦! 这太好了!’尤其是专业术语,我们记者写得不专业,人家写完都给专家审过的,这种变化也是这几年才有的。”[85]

医院宣传人员媒介素养的提升已成为行业普遍现象,不仅三甲医院可以保质保量地完成当天新闻稿,二甲医院也可以达到这个水平。“上海的医院宣传科人员素质也比较高,上海三甲医院的整体新闻素养是高的,卫生主管部门经常给他们上课,介绍什么样的线索可以做新闻,他们现在给出素材的时间可以赶上以前记者采访的速度。比如说,早上在高铁上发生的事情,到当天中午我们就已经能够收到通讯员的稿子了,通讯员可以把早上发生在高铁上医生如何救人的完整故事描述出来,包括怎么发病的,医生是怎么样的状态等,可以把这个故事讲得非常完整,通讯员都是医院里宣传科里的人,上海地区医院宣传部门的水平已经非常高了。大的三甲医院和部分活跃的二甲医院通讯员都可以达到这个水平,只要经常和媒体打交道的医院,全市不下 15 家,都可以达到这样的速度。现在医院都意识到要发声,你等着负面新闻(出现)才发声,不如先树立自己的好形象。"[86]

医院媒介素养提升大致是从 2012 年、2013 年开始,2014 年、2015 年之后这种变化特别明显,这主要与黑医报道("八毛门""缝肛门")有关,也与杀医案的频发有关。瑞金医院党委宣传委员朱凡坦言,医院的这种应对态度变化与"八毛门""缝肛门"带给医生群体的冲击有着密切关系:"医院觉得再不主动发声就不行了,我们快被黑死了。"[87]从事卫生医疗条线报道 8 年多的《新民网》卫生条线记者也同样佐证:"医院这种变化大概在 2012 年、2013 年左右开始,2014 年、2015 年开始后这种变化特别明显,特别是在杀医案频发那个阶段之后,变化非常明显。"[88]

另一方面,从媒体角度而言,媒体也希望从医院得到医患故事,营造医患和谐氛围。有媒体记者透露:"有媒体就直接和医院说,我很希望得到一些医患故事,媒体也有意地想要营造一种医患和谐的氛围。"近年国家开始提倡大力弘扬正能量,要求各家媒体着重报道医患暖闻、医患情,大力宣传"最美医生""最美护士",在国家宣传政策的导向下,媒体也迫切希望医院宣传部门提供报道素材。

医院有发声意愿,媒体有宣传需要,双方一拍即合,导致近几年来,医院宣传部门在相当程度上设置了媒体医患报道的选题,从而推动医患报道倾向逐渐从"偏向患者"转向"偏向医生"。

(三)防止社会效仿效应

最后一个影响医患报道选题的因素和社会群体有关。涵化理论指出,电视画面可以引发青少年的暴力效仿行为。[89]同理,文字也可以诱发画面想象,从而引发社会效仿行为。媒体在医患报道选题上也要考虑如何避免社会效仿行为的发生。

在实际操作过程中,为了防止效仿效应,编辑在把关过程中会尽量删除医患报道中的血腥细节、作案手法和过程的描述,尽量提供建设性意见和解决建议。

沪上某媒体医疗卫生条线记者说:"仅仅报道恶性事件,不是当局想看到的,它想给这个有个引导,去解决这个事情,不要光说这个不好,那个不好,他(政府)很担心看到效仿效应,比如这个地方发生医闹事件,另外一个地方会看到、学习到,也会发生类似事件,比如衡阳医闹,衡阳的医闹事件和其他地方有不一样的地方,他们有退役士兵参与医闹,我们当时只发了一篇,不敢多发。"[90]

需要指出的是,为了防止社会效仿效应出现,媒体不报道杀医案的细节,或者是减少相关报道的数量,但是并不意味着完全不报道凶杀事件,社会效仿效应主要影响的是此类报道的数量和呈现细节的多寡。

三、医患报道采访路径框架:不同采访路径与医患报道倾向的转变

(一)早期不求甚解式采访路径:作为底线的平衡性报道原则

大约七八年前,即微信、微博出现之前,报道中会出现类似描述:"本报记者已经致电某医院,但是工作人员称并不了解此事。"这种报道看似采访过了医院,但实际上是不求甚解的采访,为的是爆点效果。平衡性报道原则强调要采访所有涉事方,但在实际操作过程中,由于联系不上核心当事人,部分记者会致电医院总机。早年医院人员的媒体素养较差,接电话的工作人员会直接回答"不清楚",或者"我不负责"之类的答复。有些媒体就会直接将这句话刊发出来,作为平衡性报道的见证。这种不求甚解的操作方式,往往会引发受众情绪,认为医院太不负责任,回避推诿。实际上,这可能是早期部分媒体有意为之,因为预见到刊发后会引发舆情,所以媒体故意制作爆点,引发读者负面情绪。

可见,平衡性报道原则是新闻客观性的必要不充分条件。一篇具有新闻客观性的报道一定符合平衡性原则,但是符合平衡性原则的报道不一定具有新闻客观性。不采访所有涉事方一定会导致报道丧失客观性,但是,即使采访了所有涉事方,仍然不能保证新闻的客观性。记者在采访对象的选择、文本的书写过程中暗含着很多隐匿的框架,即使形式上符合平衡性报道原则,但实际上仍会对新闻客观性造成影响。可以说,平衡性原则是新闻客观性最低的底线,但距抵达客观事实却还远远不够。

(二)近年一般性采访路径:医院提供通稿而媒体却极少追问

近五年来,随着医院媒介素养的提高,一旦发生医患事件,医院会在第一时间给出通稿,导致近年来媒体记者获取医患事件的线索大部分都来自医院宣传部门。

前《澎湃新闻》记者指出:"医生身在医院,身在系统内部,一个事件发生的话,由系统内的流程处理,对外是统一发声的,不管是医院内,还是政府,都是如此。出了事情的话,不会有单独的当事医生出来接受媒体采访,这种情况非常非常少,统一由医院宣传部发声,他们会先在医院内部统一一个说法,这其实和政府、企业(的做法)是一样的。"[91]

但是,医院给的说法一般是官样话语且缺失细节的,对于事故的具体原因含糊其辞,一笔带过。在医院给媒体的口径中,最后大多以一句类似:"事情的进一步具体情况,目前正在调查中,等结果出来再与各位媒体朋友沟通。"对于医院的这种含糊说辞,绝大部分媒体却是接受的,而且也极少有媒体会去再次联系医院,请医院给出具体事发原因的说明。同济医院的宣传处负责人坦言:"医院给出情况说明之后,至于事件的更进一步的原因,媒体极少会再追问并做报道,这种情况极少极少发生。"[92]

记者对于大多医患事件的真正原因兴趣阑珊,对于医院的情况说明通盘接受,极少追问和质疑,在某种程度上,这导致了医患报道倾向逐渐偏向医方。

(三)不同条线记者的采访路径:采访路径决定了报道倾向

社会部/群工部条线记者负责各类读者投诉,平时和医院没有联系,因此,在采访医院时会通过各种"曲线救国"式路径自行寻找采访对象。具体而言,每个非医疗条线记者的采

访路数都不一样,"有的打医院办公电话;有的通过一些医生、同行,找人去问;有的直接去医院直接找人。"[93]也有人同时尝试几种方法。但是通常对非医疗条线记者而言,打电话能收集到的信息非常有限,正如上文所言,医院宣传部门对自称记者的陌生来电非常警惕,不会在电话里透露医患事件的信息和细节,非医疗条线记者在电话中能够得的信息是非常有限的。

现实中往往存在各种情况导致记者采访不到当事人。在医患纠纷中,最难采访到的人是涉事医生,通常情况下,医院规定医务人员不能擅自接受媒体采访,医院方担心因医生掌握的信息片面,无法全面地评价事件,被居心叵测的记者断章取义,会给医院带来麻烦。

同济医院宣传处负责人坦言:"记者来采访,我们医院是有流程的,任何员工不能接受媒体的采访,原因是什么呢?员工所掌握的情况是片面的,不客观、不全面,你说的东西可能会有偏差,然后记者再一写,可能会有些偏颇,我们医院是这样的,所有单位都是这样的,必须有一个新闻发言人,统一口径。"[94]

医疗卫生条线记者也承认存在同样问题:"你去采访,ok,比较幸运的话,你可以采访到单方,比如采访到医生这一方,患者你见不到,或者采访到患者这一方,医生那方你见不到。"[95]

采访不到当事人,如何解决报道的平衡性问题呢?社会部/群工部条线记者在实际操作过程中,有一些替代补偿的办法,比如采访当事人身边的人,这个人是要符合一定要求的:①亲眼所见事发经过。②但和医院、医生的关系比较疏离。符合这两条要求的人通常是医院的护工、清洁工、其他患者家属、其他患者。前《澎湃新闻》社会条线记者坦言:"如果碰到这种伤医事件去采访的话,我一般从阻力最小的周围人开始,谁阻力最小?第三方,没有直接利益相关的,比如同病房的病友、清洁工,和医院沾上边,有关系,但是关系很松散,慢慢还原这个事情。"[96]这些人不属于医院体制内,或者和医院的关系比较疏远,通常不会包庇医生、医院,看待问题角度比较客观。但同时,由于这些关系疏远的采访对象不够了解全部事情真相,在向记者描述过程中也可能会夹杂个人偏见,所以,由非医疗条线记者采写的医患报道倾向通常会偏向患者。

医疗条线记者的采访路径则完全不同。医疗条线记者和医院宣传部门保持着长期供稿关系,在医患事件发生的第一时间,医疗条线记者通过医院宣传部门熟人关系就可以较为快捷地获知事发经过。由于是医院给出的解释,所以往往由医疗条线记者采写的医患报道倾向会偏向于医院。

《新民网》卫生条线记者坦言:"条线记者是不断和医生联系的,我们和三甲医院有定期联系,他们会向我供稿,我们条线记者对医院了解,对医院的苦和无可奈何的地方是非常了解的,信息得到的更多,因为信息不对称会造成很多问题,比如有人投诉做核磁共振要等一二个月,跑条线的记者就知道很多科室都要做核磁共振,打个比方,医院里接诊 200 个病人中,就有 100 个病人要做核磁共振,那肯定要排队,我们条线记者很了解医院。"[97]

"社会部/群工部记者接市民投诉,比如市民投诉冬天医院铁椅子冷。社会部/群工部记者和医院不熟,写起批评报道来也没有顾忌,他就是听你讲,你说椅子凉,他就去问医院了,这些记者对医院情况不了解,从普通市民的角度出发考虑医患问题。"[98]

健康卫生条线记者和社会部/群工部条线记者的真正区别之处在于掌握的人脉资源。健康卫生条线记者由于和医院有着长期联系,可以快速找到采访对象了解事发经过。但这也触发了一个隐患,即健康卫生条线记者可能会为了维护和医院宣传部门的良好关系,获取医院的专家资源,在某些情况下会隐晦地偏向医院。

综上,不同采访路径相当程度上影响了医患报道的倾向,而这种倾向的偏向性并不是因为违反了新闻平衡性原则而造成的,或许应该说,即使记者遵守报道的平衡性原则,努力采访到各方人员,仍然有可能造成报道的偏误,这种偏误并不是记者有意为之,而是采访技术路线本身就已经决定了结果。

(四)采访对象的转变:从不重视采访医生到必采访医生

近几年来,媒体对医患报道的采访路径发生了变化,从过去不重视采访医生到现在必定采访医生。前文提到,过去媒体在处理医患报道时,采访医院的态度比较敷衍,打个电话给医院总机、门卫就算采访过了,在报道文本写作过程中,常在文末一句话带过。从前一章对人民网 2011—2018 年医患报道的引用比例来看,这两年媒体对医生采访比例有明显提升(引用涉事医生话语作为消息来源的报道比例:2011 年为 0％,2013 年为 8％,2015 年为 20％,2017 年为 27％,2018 年为 41％)[99]。近几年,媒体对医生群体采访的比例逐渐提升,开始重视医院对事件的评价和态度,力图从多角度还原事件真相。医生也认可这种变化:"现在媒体环境有变化,现在媒体也知道要来问一下,来了解下医院这边大概是什么意思,媒体至少两方面的声音都要听一下,听单方面的声音肯定是有问题的,尤其是偏听感情色彩比较严重的患者家属,是比较片面的。"[100]

总体而言,近几年来媒体的采访路径大致走过了这样一个发展过程:从早期不重视医院医生,到逐渐开始重视医院医生,到以医院通稿为基础进行报道。在此过程中,医院的话语权逐步提高,媒体对医院的重视程度逐步增加,医患报道的倾向也逐渐偏向医院和医生。

四、医患报道写作框架:从激烈表达到隐晦表达

记者通过对事实的选择和排列来呈现报道倾向。"客观报道"实际上包含两种意思:①记者呈现收集到的各方信息,把记者所知的全部均呈现出来,这种客观是主观层面的客观,即对记者本人而言,他告知受众所有他所知的。②记者挑选部分事实进行呈现,这些被选择出来的事实本身是客观的,这种客观是事实层面的客观,即对记者而言,他实际上是隐瞒了部分事实,但被选择呈现出来的事实本身是客观无误的。以上两种客观,记者均没有捏造事实,都属于客观报道。

以上两种客观属于媒介客观,相对于媒介客观,还存在现实客观,即现实中的的确发生了什么,这种现实客观,只能通过各种手段去努力探究、接近,但是无法完全抵达。记者了解得再多、采访得再多、信息掌握得再多,也只是整个客观事实的一大部分或者是一小部分,万物互有联系,我们根本不可能穷尽所有相关事物,这是不可能做到的,媒介客观永远是记者主观努力得到的有限结果,是区别于现实客观的。

报道的文本写作通过对事实进行选择排除、排列顺序、加大或减少某方信息权重等方式隐晦地左右报道倾向。以下是医患报道文本写作过程中可能涉及的几种隐晦手段,揭示了医患报道领域记者如何从早期激烈表达到隐晦表达的转变过程。

(一)早期故意制造戏剧性冲突爆点

大约十年前,部分媒体会为了博取受众眼球故意制作爆点。一个线人爆料夸张,到了官方、机构、组织那里得到一个可笑的回应,两者形成一种戏剧性冲突,这种冲突会引发舆情,带来可观流量。

类似哗众取宠式的新闻报道常借助采访一个并不了解内情的官方、机构、组织的人来完成。十年前,很多医院都没有建立危机应对预案,没有适当应对媒体策略,加上部分记者故意制造爆点,采写前后冲突的内容、不核实事件真相、选择性报道等,导致早期医患报道患方说法占比较大,医方说法缺失,造成早期大量医患报道偏向患者。

"2010年前后真的是这样,一家医院发生了突发事件,部分媒体觉得这个事情有爆点,就直接打电话去这个医院总机,比如接电话的人是总机值班人员,说:'我不知道这个事情。'越是有这种回答'我不知道',写出来的报道就越有新闻冲突,所以会有那种报道,前面市民说得很夸张,到相关部门得到一个非常可笑的答复,这样形成一个对比之后,在网上是很有爆点的。所以记者有时候也会故意地这样去制作爆点。"[101]

(二)近年从报道事件转向寻找解决方案

近两年来,国家大力弘扬社会主义正能量,落实到医患报道层面,医患报道的文本写作框架也发生了一些变化:从报道医患事件到寻找解决方案。我国医患报道从文本上来看,大致经历了这样一个过程:从早期博取眼球,恶意渲染,抹黑医生到逐渐冷静旁观,理性考证,再到如今以正面报道为主,寻求解决方案。

《新民网》卫生条线记者坦言:"现在媒体也在思考,除了单纯报道,有没有解决方案。比如新华医院儿科看病排队4小时,我们连夜做了有儿科的三甲医院的汇总图表,后来卫计委沿着我们思路,做了一个全上海有儿科的医院汇总图表。媒体的任务不是引发社会矛盾,而是化解矛盾。"[102]

细考如今的医患报道文本写作结构,呈现出这样一种特征:前大半部分以报道事件为主,将收集到的信息和采访内容对比排列组合,凸显某种内在倾向与态度。报道后小半部分以解决方案为主,缓解前半部分报道的紧张气氛,给读者一种情绪上的疏解和行动上的指导。

(三)正面典型报道质量有一定提升

这几年医患典型报道的写作手法和以往相比发生了变化。变化主要体现在以下两方面:题材上从新闻评论向新闻报道转变;内容上从歌功颂德向真实记录转变。

2017 年初是媒体开始加大对医生正面典型报道力度早期,当时,医生正面典型报道还是比较生硬的,造作痕迹明显,主题大多为医生治愈患者,患者送锦旗,配图多为医生、患者与锦旗合影。

现在的典型报道手法明显高明许多。大多数以纪实性报道为主,用大量细节、事实做铺垫、排列,用细节刻画人物,将记者个人主观意见隐藏于大量事实中。医疗卫生条线记者指出:"现在的典型报道跟以前的典型报道还是不一样的,就是真实记录,跟着急诊医生坐诊。比如冬季儿科就诊高峰对新华医院急诊室的体验报道,这个报道是我们自己去的,医院也有顾虑的,医院担心被记者看到一些不好、不完善的地方,新华医院宣传负责人过去也是卫生记者,她还是很相信上海媒体的,觉得上海媒体能够比较好地处理问题,不然我们坐不到诊室里去的。"[103]

促使医患典型报道转向的另一个重要原因是医院出手了。医院的发声越来越专业,加上医院得天独厚的专家资源,上海地区三甲医院宣传部门出的稿件质量基本已比肩记者,很多稿件非常专业,医学术语表达准确。

记者坦言:"医患报道中医院发挥着很大的作用,不是每件事都能靠记者去挖掘出来,很多素材都是靠医院在给,为什么现在有这么多正能量的报道?是因为医院出手了!"[104]

医院层面也同样佐证:"关于医患的报道都是我们自己写出来,发给记者。我们写的报道,记者可以大致上使用。但一般记者还会补充采访,因为每家报社抓的点不同,他们会根据自己的点补充采访,但是大致的框架会用我们提供的。"[105]

(四)第三方口径提供者倾向转变

记者缺乏医学知识、没有亲历整个医患事件,那么记者如何对所得信息进行核查呢?笔者在访谈中发现,记者会采用一种"多维比较判断法"。具体而言,就是记者会把各方提供的相关信息排列在一起,找出其中吻合互相映证的部分,并指出互相矛盾的部分。记者通过"多维比较判断法",可以努力接近客观事实。具体做法是将医方给出的口径、患方家属的口径、第三方口径(公安、卫计委、医院宣传部门、旁观者等)和物证材料等多方材料进行比较来判断双方说法的真伪。

记者们坦言:"医生的说法,我们在报道中也会提及,如果说法和患方一致,我们会报道,如果和患方说法不同,我们就直接指出来,比如医院方面说的是什么样的,患方家属说的是什么样的,我们拿到的证据(物证)显示哪一方是对的。这其中有一种平衡的考虑,各方说法都要顾及到,把我们核实到的事实也如实写出来。"[106]

"一个信息之所以可信,是因为可以交相印证,比如当事人怎么说其实不是很重要,上级部门看中的是第三方,权威部门、官方部门怎么说。"[107]

当医生口径和患方口径相矛盾的时候,第三方口径就非常重要。"医患事件中的第三方是谁呢?医院的宣传部,他们距离医生有一点距离,说的话相对有一点客观,还有一个很好的第三方是卫计委,卫计委作为监管部门。(问:卫计委不是会帮着医生吗?)对对!他们几乎 99% 会帮着医生,但比起医院的宣传人员已经好很多了,还有一个第三方是警方,警方是不帮医生的,还有一个第三方是旁观者、其他医院同行,同行是如何听说这件事的,如何看待这件事,还有同类专家,这就是第三方。"[108]第三方口径在报道倾向上有着举足轻重的地位,第三方口径由于相对客观、中立,往往对读者立场起着决定性的引导作用。

"多维比较判断法"中第三方口径会直接影响记者对事实经过和责任归属的判断。在医患事件中真正意义上的权威第三方实际上是警方,而警方对医患事件的倾向有一个转变的过程,大致可描述如下:早期警方暗帮患方,惯用息事宁人策略处理医患事件,往往让医院赔偿了事。到了后期,警方的态度有些许变化,开始打击医闹群体,对医生的态度也稍带公正了些。许多记者在访谈中表示,早期他们经手的医患事件中,警方往往是不站在医院医生这一边的,处理方案也暗暗倾向于患者,但是近几年有了一些变化,猜测警方态度变化的原因,"有可能是警方和记者一样对医疗行业的认知在这么多年间也有了变化和发展"[109]。可以看到,在医患报道的文本写作过程中,第三方口径对医患报道的倾向有着重要影响,作为医患事件的权威第三方警方的态度变化也与医患报道倾向的转变有着间接关系。

(五)将责任归因下沉

党管媒体,媒体戴着镣铐跳舞,记者群体中的确存在对政府的不满情绪,但这种不满情绪往往都是针对地方政府,并不针对党中央,在很多记者看来,党中央和国家的政策是好的,是地方政府、地方组织在落实政策过程中把经念歪了。《人民日报》医疗条线记者坦言:"某些政府有些做法,我们很不认同,在报道里面没少批评。前不久江西葬改砸棺材,我们这边有人撰文严厉批评了。党和国务院很多政策是很好的,但地方政策落地往往走偏。"[110]

记者对地方政府、地方组织的不满呈现在报道中的方式是很隐晦的,这种隐晦表达常通过两种方式进行:①通过提问的方式进行。通常在文末通过提问手法,提出关注的问题,但是不作回答,引发读者思考。②责任归因呈现"下沉式"。即将责任归因于落实政策的组织、机构。在医患报道题材中,即对具体的医改制度、医疗制度展开批评,但绝不涉及制度制定者。"那些质疑相关政策的记者写出来的报道会提问,但是,还在框架下的,还是该写什么写什么,你也可以负面监督,但要言之有物,不能凭空说。"[111]

(六)反话正说的"伪正面"报道

另一种隐晦表达倾向的文本方式是"反话正说"。想批评某件事情,但是宣传通知已经下达了,只能按照规定的口径报道。有些经验丰富的记者会把稿件处理成"看似表扬,实质批评"的报道。譬如前段时间某省发生了砸抢棺材事件,主流媒体几乎都没有介入,网上的消息几乎都来自自媒体,据业界人士说,是因为上面来了宣传通知,如果拿这个事件举例,如何处理"看似表扬,实质批评"的报道呢?可以给该省棺材改革工作写一篇典型报道,重点赞扬该省棺材改革的效率高、功绩显著,这样就把该省砸抢棺材的消息放出来。

"现在不拿宣传通知,不写检查,有几种方法:一是从伪正面的角度做监督报道。比如某省收棺材的报道,早就有鉴定了,为什么媒体都没做,全是小自媒体在发声,自媒体发声的话可能一些消息会传出来,但是没有传统媒体大规模跟进的话,自媒体最多也是发发牢骚而已,因为有宣传通知啊,谁还会去做呢? 当地抢棺材的事情当然报不出来,那就从伪正面的角度去做,江西下发的通知之后,各个县都在推进,总有公文吧,梳理下哪个县做得最积极,你给他写篇表扬的报道,这个消息不就出来了吗? 这个至少可以出现在公众的视野中,这至少算一种折衷的办法吧。"[112]

根据议程设置理论,媒体可以设置受众关注的议题,但是无法决定受众的态度和立场,"伪正面"报道会引发受众关注这一事件,但是受众态度有可能区别于媒体观点,可能会引发一定程度的舆情,这样"看似表扬,实质批评"的目的就达到了。当然,这招需要牺牲媒体的口碑,不明就里的公众可能会指责媒体无良。将伪正面报道法运用于医患报道中,即正面报道某医患事件,将问题隐藏在正面表扬中,这一手法的悄然运用间接促使近年来医患报道倾向看似转变了。

(七)从负面事件中寻找正能量

报道存有预设。同样呈现事实,挑选哪些事实,如何呈现事实皆与记者预设立场有关。负面报道除了在结尾处增加一个解决措施之外,还有一种处理手法,就是在负面事件中寻找正能量,即换一种视角重新审视。在学界,这种"把坏事当成好事报"的手法广受批评,也是部分媒体被批评缺乏社会责任的一大罪状。

但从媒体角度而言,面对严格的舆论管控,媒体首先考虑的是如何把报道刊发出来。前文曾提到过媒体为了把禁止报道的负面事件报道出来,可谓煞费苦心,面对禁止报道的话题,媒体采用的手法是用表扬政府功绩的方式带出一则负面报道。同这种操作手法稍显不同的是,面对非禁止报道的负面话题,媒体为了满足政治舆论正面导向的宣传要求,在一则负面报道中寻找正能量,以正能量作为报道结尾。

和"伪正面报道"操作手法相比,两者的区别在于正面报道的权重不同。"伪正面报道"是通篇正面报道,"负面事件中找正能量"是后半部分作正面报道。

"现在对媒体的管理很严格,要求也比较高,负面报道不能做,所以要在负面的报道中尽量找到正能量。像以前有个报道,地铁上有抢座位,一个上海胖阿姨帮着小姑娘批评了对方,当时这个新闻就这样报出来,很多外地人看了评价:上海人素质也不怎么样。后来媒体就挖了一个点出来,说:这个胖阿姨有腔调哦,说这个胖阿姨是一个怎么怎么正直的人,用另外一种正面视角把前面那股舆情冲淡了。以前还有报道说外地人在上海地铁里嗑瓜子,上海阿姨劝说不成,就把瓜子壳捡起来。像这类事情,媒体可以做负面报道,但同时也可以报道上海阿姨素质好,一是把形象树立起来了,二这是正能量。"[113]

权重和顺序是记者在实际操作过程中的核心因素,通过调节事实的权重和出现顺序可以表达记者的倾向和态度。一般来说,权重越大的信息给读者的印象就越深,此外,信息出现的位置也很重要,文章头部、尾部出现的观点留给读者的印象较深。

对媒体而言,在稿件处理上需考虑如下几层需求:把稿件刊发出来、满足舆论导向、让受众满意。这几层之间常常存在矛盾,通过访谈发现,媒体内部实际存在着隐秘排序:把稿件刊发出来→满足舆论导向→让受众满意。为了尽量把稿件刊发出来,近年来媒体在意见表达上越发温和,手法更加隐晦,也间接影响了医患报道倾向的转变。

第五节　医患报道倾向转变与媒介组织层次框架

本节主要从媒介组织层面,围绕"媒介组织行为与医患报道倾向转变",从编辑室内部的文化传承、内容把关、酬薪制度等几方面展开论述。此外,近年来,医院宣传部门作为一支新兴力量有力参与了医患报道议题的设置,因此,医院宣传部门的宣传组织框架也被归入本小节,一并讨论。

一、编辑室内部的文化传承:组织文化与医患报道倾向

(一)编辑室精神领袖的思想传承与医患报道倾向

媒体精神领袖的态度和立场潜移默化影响了一线采编人员的态度,从而间接决定了该媒体医患报道的倾向。媒体精神领袖往往是创始人、主编。经过多年业内教育,精神领袖将思想、观念传递给编辑和记者,再通过编辑部对稿件的层层审核把关,生产出符合该媒体品格和态度的新闻产品。

精神领袖态度和倾向可以决定一个媒体的路线。《新民周刊》的人生观是走理性中产阶层路线,对待医患报道秉持客观理性态度,这一点和其主编刘琳女士密切相关。刘琳女士是医疗记者出身,在医疗行业沉浸多年,她有着深刻认识:医疗行业的问题不在医生,而在于医疗体制。主编刘琳女士的态度立场为《新民周刊》对医报道奠定了报道基调。《新民周刊》参与医疗话题报道十多年,即使在媒体集体喊杀医生时期,《新民周刊》始终以理性视角考察医患问题,未参与到"黑医生"的那波浪潮中。

一个媒体的人生观决定了媒体产品的风格,通过记者、编辑、副主编、主编的层层把关,把报道最终置于符合该媒体人生价值观的框架中。

"我们周刊几乎没有参与到早期讲医患关系不好的时候,这个有很多历史的原因,我们虽然不像报纸记者,条线分得那么细,跑医疗单位跑得那么多,和几家杂志比的话,我们是介入医患报道比较早的,很多媒体讲医生不好的时候,我们一个判断就是主要还是个别现象,而且从客观来讲,很多矛盾指向了医生,但是医生还是背锅的,我们很早就得出这个判断。"[114]

"从媒体角度讲,为什么《新民周刊》对医生比较友好,外地有些媒体对医生群体一片喊杀,为什么? 一方面,可能和我们主编很早就了解这个行业有关系,我们编辑记者对这个行业的了解最早就是从我们主编那里来的,因为你有一个对行业了解的人,媒体就有了定位。"[115]

精神领袖的格局可以定位一个媒体的品格。媒介领袖的个人倾向会对该媒体一线记

者产生具大影响:"每代领导人都会对作品留下很深的烙印。"[116]媒体实践过程中,精神领袖会自觉或不自觉地将自己对这个行业的观念、思想输出给全体采编人员,精神领袖对某行业态度很大程度上影响了该媒体医患报道的倾向。

（二）编辑室的思想教育与医患报道倾向

编辑室内部总是通过各种形式的思想教育来传递灵魂人物的思想和观念。笔者在访谈过程中发现,各编辑室统一人员思想的形式多样且效果显著。

比如,沪上某家媒体有一谈话传统,由一位资深老师和新进记者谈话,讲述报社传统、当下的社会思潮和动荡、政府舆论管控和政治问题,谈话宗旨主要是保护年轻记者,保证政治安全。

"我们有一个传统,一位老师会经常和我们谈谈心,特别是新入职的工作了几年的年轻人,会跟我们讲一讲传统啊,讲一讲当下的思潮和动荡,舆论管控,大概会谈一点政治,主要的宗旨是保护我们,可能年轻人年轻气盛,但是安全第一,提高业务能力,安全第一,找到和政治之间的一个解决路径。"[117]

同样,在上海时事政治类周刊《新民周刊》的访谈过程中,笔者也发现了这样一种编辑室内部的思想传承。编辑室内部通过口耳相传、选题会、平日闲聊,将媒体文化灌输给记者。《新民周刊》的主编刘琳女士本身是医疗记者出身,她对医疗的理解和观念决定了《新民周刊》医患关系报道的定位,也是《新民周刊》在早期介入医患报道时之所以没有喊杀医生的重要原因。

"我们的口号是'影响主流',我们是以这个为目标,起码要考虑社会精英要看什么,我们定位的社会精英是理性的,世界观是积极的,如果一个社会精英对社会发展不积极,他还精英什么呢? 那就不叫社会精英了,这是我们对受众群体的一个判断,然后我们认为他是希望社会向好的。"[118]

编辑室的观念传承还和薪酬制度有关。报社领导通过给报道打分,直接决定记者收入,记者为了得到高分,会自觉贴合领导的喜好和价值观,无形中传承了报社领导的价值观。

"报社领导打分、给酬金。对我们最有直接影响的是我们栏目总监,他直接打分的,他是给钱的,他每月只打一次分,他凭印象就可以了,是一个很无形的（评价）,他有自己的喜好和价值观。长此以往,记者会去贴合打分领导的喜好、价值观,但还好,他的口味还比较正统。"[119]

二、编辑室对媒体内容的把关框架:记者内化编辑室标准

（一）对选题策划的把关越发谨慎

《人民日报》编辑室在选题策划上涉及以下几个把关环节:总编辑室的把关、专业部门的把关、夜班编辑把关。

《人民日报》实行采编分离制,总编室和专业部门共同进行选题策划。一是采前会,每天一次,由协调部组织召开,专业部门和总编室对接选题,专业部门报选题,编辑部门做策划,部署安排记者采访。二是夜班编前会,各个版面向夜班报告当天版面的稿件情况。此外,如遇到突发事件,就会启动应急,组织记者采访,安排相应版面。[120]

编辑室对选题策划的把关更多从宏观层面,即新闻价值判断的角度出发,新闻价值主要是指公共价值。编辑室对选题的把关表现在,当记者和编辑意见相冲突时,编辑更有话语权。记者和编辑对于医患事件的新闻价值判断有时可能会不一致,有的记者认为某医患事件是一个事件,值得报道,但是编辑认为只是一个偶发事件,没有足够的公共价值,不值得报道。也有相反的情况。在这种情况下,编辑更具有话语权,如果记者擅自撰写了一篇没有经过编辑同意的报道,那么这篇报道连刊发的可能性也没有。

"每个记者的想法、考虑问题的角度都不一样,与编辑意见不同确实存在……如果出现这类情况,我们编辑会和记者沟通讨论,讲明各自的看法和理由,最终达成一致。达不成一致,选题就会有调整。"[121]

什么样的选题会通不过编辑室把关? 通常选题被毙会有以下几个原因:①记者不够专业,报送的选题不符合行业规律。②时效性不强,公众不关心该选题。③近期舆论导向禁止报道此类议题。

《澎湃新闻》编辑室对社会时事类报道(包含医患题材)实行"选题制",严格把关选题预审。"选题制"是指选题首先要经过申报,经编辑室批准通过之后,记者才可以做,如果选题没有经过批准,即使记者自行完成了稿件,也没有发稿的可能。需要指出的是,在《澎湃新闻》,不是每个部门都实行"选题制",负责医患报道的时事中心严格执行选题制,而财经中心对选题预审就比较宽松,无需严格实行,财经记者可以对自己感兴趣的话题进行报道,并且可以先斩后奏,记者可以先去采写再回来给编辑部审稿。

《澎湃新闻》对医患报道选题的严格把关还体现在对时事中心记者出差的管理上。时事中心记者的出差管理颇为严格,要经过三轮审核通过,"先要和自己栏目申请,栏目通过后,中心主任签,然后要总编办主任同意,然后才能拿去申请出差车票等"。[122]相比之下,财经中心的记者就方便很多,"财经中心跑科技的可以先斩后奏,记者觉得有价值的,先跑过去做,回来后补一张出差申请就可以了"。[123]"我们开选题会很频繁,报社领导是每天早上,我们小组是每天晚上,一般一个选题的操作是:首先是线索,线索是你自己找到的,或者是领导派过来的,记者收集资料,看这个能不能做,这可能很快,就形成一个选题,选题报给组里编辑或者栏目总监,他觉得可以,我们就开始操作,这是选题预审报。"[124]

总体而言,《人民日报》《澎湃新闻》等主流媒体在医患报道的选题把关上近几年呈现趋严态势。编辑室对负面医患选题的有意回避也与近年来医患报道数量减少和报道倾向转变有关。

(二)把关网民评论营造和谐医患关系假像

编辑室通过把关医患报道网民评论的特定立场,可以引导公众对医患关系的总体印象和舆论氛围。编辑室通过呈现、删除 App 客户端医患报道下方的网民评论可以营造网民对医患事件的舆论氛围。访谈得知,几乎所有新闻 App 客户端前台呈现出来的网民评论都经过编辑室后台小编的精心挑选,挑选的标准是理性、中立,过滤掉过于情绪化、极端化的评论,虽然有时也会呈现部分负面批评的评论,但一定是讲述事实经历、提供客观信息的理性负面评论。

这在行业内已经是公开的秘密,几乎每家媒体都会如此操作。"我在新华医院冬天体验就诊高峰采的一篇报道,3 万多阅读量,168 条点赞,下面很多评论。现在看到的评论都是比较理性的、中立的,过于情绪化的评论小编没有选出来。所有的点评只有后台小编可以看到,在前台显示出来的都是经过小编删选的点评,编辑也会挑负面的评论,但一定是比较理性的、或者讲自己真实经历、不带情绪化的负面评论,其实也是媒体营造氛围的一种方法,因为在微信上负面情绪的弥漫比正面情绪的要快很多,人性就是这样。"[125]

编辑室通过把关网民评论引导受众对医生的舆论倾向,营造特定舆论氛围,把关评论的原则是呈现理性、带有事实属性的信息,剔除情绪化信息。通过对评论的把关,可以轻松营造出和谐医患关系的假像。

(三)对报道内容和报道方向的把关

记者在接触到一个医患事件线索时,难免会有自己的立场、喜好和偏见,这是作为一个人所无法避免的,很多记者承认根据以往的经验会对一个医患事件有个大致的判断,对是非对错有一个大致的预判,那记者的是非预判会对报道产生什么影响呢?研究发现,编辑室的控制比记者的个人预判对报道的影响更重要,编辑室通过层层审查把控着报道内容的定位和方向。

"在记者刚接触到一个医患事件时,记者会有个认知,按照以往的经验会有个大致的判断,这个事情谁对谁错……但是,这么说吧,稿件最终呈现出来的文本不是记者可以控制的,因为会经过这么多道关卡,有偏见的东西是不会出来的,每个编辑都会看,每个编辑都会按照自己新闻价值观去评判是不是一个合格的新闻作品,如果不合格他会给你打回去,或者压根儿就不发,因为这个原因毙掉的稿件有很多,我们稿库里压着很多因为各种原因不发的稿子,等着有朝一日重见天日,比如等宣传通知、等判决、等风声过了,等等,还有些很敏感的案件,在等案件更水落石出一点,等更多的证据出来……领导会问你:'你写的东西,这段文字可以拿上法庭吗?如果别人起诉我们,你的判断能在法庭上完全没有问题吗?'我们记者会很痛苦。"[126]

编辑室通过严格流程,谨慎把关医患报道内容。以《新民周刊》为例,其流程首先是编辑室集体讨论确定报道议题、报道篇幅。"我们流程是这样子的,我们都是专题报道,单篇报道比较少,一个专题就由一个编辑负责。全体采编人员会有一个讨论,我们会讨论这个题目好不好,读者愿不愿意看,会不会是社会热点,先要有一个大致的共识,比如大家说疫苗这个题好,大家肯定会关注,一定要做。然后要有一个大概体量的预设,这个是根据经验来定的,比如说 20page(页),30page 就够了,或者很大的事情,比如疫苗事件,我们要做封面,要做 40page、50page,这个我们根据经验会有一个初步的判断。"[127]

报道议题和报道篇幅确定好之后，接下来是确定每个版块的具体内容，确定方法同样是通过编辑室集体讨论。"专题中间涉及哪几块，大致块面划一下，疫苗事件首先要讲疫苗本身怎么了、国家是怎么处理的、服务性的内容做一块、历史内容做一块、国外的情况做一块，大致分好。"[128]

确定好每个板块具体内容之后，编辑负责细化方案，然后由编辑去和记者约稿，约稿的过程称为"发包"，意指编辑把确定好的板块细化方案交给记者去完成。"然后编辑开始做方案，把内容细化，然后再去找相关记者，有的记者在这块领域是有所了解的，有的记者说我能写历史性的那篇，有记者能写服务性那篇，有记者能写疫苗事件本身的那篇，大家领好，就去各自写，然后周一交回来，编辑稿件，出版面，整个过程就是这样的。"[129]

只有采访和写作环节是记者自行完成的。"我们是合作的方式，很少有单打独斗的，只有采访和写作环节是记者单打独斗的。编辑已经把块面都定好了，比如说疫苗事情，第一块我定的是疫苗的新闻事件本身，这个不是预设，这个只能讲我们划了一个领域和主题，然后根据记者的调查来，到底是谁出了问题，这个事情到底严不严重，国家的处理是对的还是错的，是不是有些新闻信息是媒体没有注意到的，这些都是记者通过采访去发现。"[130]

到了采访、写作环节，记者不能再改变编辑室制定的方案框架，但在采访过程中可以与编辑交流采访内容情况，以便及时纠正方案可能存在的错误。"我们生产周期是这样的，我们报道量很大，方案定好，记者采写，这个就是个很顺畅的过程。方案确定后，大的框架就不会变了。但是，如果记者在采访中发现方案预设的情况与事实完全不对，那么他必须马上与编辑交流，在写作之前修正这一篇的主题或者方向，这样就避免了闭门造车带来的错误。所以记者与编辑的交流是随时的，目的就是尊重事实、避免错误。"[131]

总之，有偏见的观点是无法通过编辑部的审核把关的，编辑部通过逐字审查，剔除记者个人偏见、纠正极端观点，总是把报道规置于符合本媒体的风格和理念之中。《新民周刊》资深编辑黄祺佐证："我门的专题报道，基本上所有的采编人员都参与讨论，一本杂志也有自己的人生观，讨论的过程就是统一人生观，这样杂志的价值观才会是统一的。"[132]

（四）审稿使得稿件观点越发温和

在采写完报道之后，进入审稿校稿环节。一篇报道历经线索采集、线索选择、采访对象的选择、文本写作等层层把关之后，还有最后一道审稿环节。在《澎湃新闻》编辑部，一篇稿件通常会经过3～5层人员的审核把关。如果是一般稿件，会经历3层把关，分别是部门编辑审核、栏目总监审核、值班主编审核。如果稿件涉及敏感内容，则需再多经历2层把关，除了一般稿件的3层把关之后，还需提交中心主编审核、主编审核，一共5层把关。

"稿件先交到自己组里，组里有专门的编辑先审一遍，他觉得没有问题了，提交给栏目总监，栏目总监审核通过的话，就提交给值班主编，有早班和晚报两个值班主编，值班主编审完之后会提交给中心主编，如果值班主编审核通过的话，就可以发了，如果题材比较敏感的稿件会再提交给中心主编，如果中心主编觉得可能还要考虑下，就提交给最上面的主编。"[133]

审稿主要审查稿件的长短、详略和平衡性。其中,平衡性是审稿过程涉及的核心问题,平衡性是指一篇报道是否给予涉事各方发言的机会,各方出现的比例是否平衡。编辑距离事件比较远,看待问题比较理性;记者容易沉浸于自己的报道之中,希望尽可能多地呈现事件的细节,这个时候,编辑就会从整体上把握报道的详略,要求记者删除一些细节,或者补充一些细节。

"编辑的权力比较大,他会决定稿件的命运,稿件的长短、详略……编辑会在详略这块把握稿件,这块你要补充点东西,这块你要删掉点东西,他会提这方面的要求。文本就像一个人风格一样,很难改变。吵的话,大家沟通就是微信、电话,会有稿件不断被打回来,提交一遍,打回来,打回来,冷不丁会看到一篇6月份的稿件(访谈时是8月)突然有一天又被打回来了,值班领导说不行,还得改。"[134]

在重重审核过程中,稿件会被修改得趋于温和,偏激的观点会被删除。在审稿过程中,稿件常在以下几方面被修改退回:观点偏激尖锐、重要采访对象缺失、新闻性缺失。观点的偏激尖锐,常与记者个人立场和倾向有关,过多批评了其中一方。重要采访对象缺失是指报道不平衡,一方的观点表达过多,另一方的观点太少。新闻性缺失是指报道的新意不足,比如该题材已多次报道,没有新的进展,没有新闻价值。

在编辑室的严格审稿机制下,记者会逐渐内化编辑室的审稿标准,在以后的写稿过程中会自觉不自觉地避免敏感言辞、激进观点。"一些敏感的东西不让讲,束缚会多一点,最终呈现出来的稿件和原始上交的稿件会有差别,到后面几审,值班领导、主编会删去一点,直接导致的后果是,后来记者在做选题操作、写稿时会自我严格,记者在上交稿件时会自己把比较敏感的部分删掉,然后稿件就越来越温和。"[135]

编辑室层层审稿把关造成三个结果:①记者的个性化内容越来越少。记者在审稿、改稿过程中慢慢接受了编辑室的态度和原则,以后写稿过程中,记者可能出于避免冲突和尴尬,或是出于讨好领导,多刊发稿件(和收入有关),会主动规避尖锐的观点,使得报道越来越平和。②传承编辑室文化。自觉或不自觉地,记者接受编辑室的观点和态度越来越多,慢慢地,编辑室内部的思想被统一起来,记者呈现编辑愿意看到的题材和内容,编辑室奖励符合标准的记者,整个编辑室内部文化越来越统一。③经常发生的不合理事件被报道的可能性降低。虽然很多媒体把新闻事件的公共性作为衡量新闻价值的标准,但笔者在实际走访过程中发现,媒体的实际操作框架与新闻公共性价值有时可能会背道而驰。媒体不喜欢关注普遍常见的事件,更青睐于少见的、独特的、新意的事件,李普曼把媒体形容成探照灯,"只照亮那些崭露头角的事件"[136]。繁多的线索、记者有限的精力、媒体有限的关键点位、经济效益的指标,促使媒体过分关注新近发生的热点事件,无暇关注经常发生的不合理事件,可能导致公众越来越对身边常发生但不合理的事情习以为常。

三、酬薪制度与医患报道数量减少:收入抑制记者对医患领域的投入

记者收入与刊发稿件的数量密切相关。上海某党报工作7年的一线记者的年总收入大约为30万~40万元,收入由三部分组成:基本工资(应发7000多元,扣除各类税收后每月到手1000多元)和稿费等。其中稿费占了记者每月收入大比例,稿费主要由两个因素决定:稿件数量、稿件质量。稿件数量指的是已刊发的稿件,未刊发的稿件不算在内。稿件质量由主任打分,打分分为1—5颗星,4颗星以上算好稿,会有额外加钱。[137]薪酬与稿件的阅读量没有关系,主要由稿件的数量、质量决定。就数量而言,无论发在纸质版还是App上,都作同等计算。稿件质量由部门主任评定,和市场口碑、传播力没有关系,主任的评价是从专业角度来判断的。此外还有稿件的影响力,如果稿件被上海市领导首肯,那么打分就会很高,得到的稿费自然也高。

《人民日报》社也同样将稿件数量、影响力作为记者酬薪的主要指标。薪酬指标主要分为两部分:一是刊登在纸质版《人民日报》上稿件的数量;二是稿件的影响力,是否得到国家领导批示,推动了某件事情的解决。与新媒体平台的阅读量和受众评价几乎无关。"我们《人民日报》社记者的绩效是一个综合评价,主要分为两部分,第一部分是工作量,主要取决于报道的篇数、报道的篇幅、报道的位置有关,这个指的是纸质报纸。第二部分是和报纸的传播力、影响力,解决某件事情有关,比如说,一个事情得到了国家领导批示,得到了解决。"[138]

可见,已刊发的稿件数量在很大程度上决定了记者的收入。记者为了在单位时间内获取更多酬薪,会倾向于采写刊发可能性高的题材。

但是,医患题材却存在三个原因可能会限制记者刊发稿件的数量:

一是近两年来医患报道领域的新题材乏善可陈。杀医、打医案被报道得过多,受众已产生阅读疲劳,医患新题材缺乏,降低了记者对医患报道的兴趣。"我觉得和记者入行时间有关,比如刚入行的时候,这种事情,你会比较愤慨,特别容易写,跟得也比较快,压力也比较大。但是现在的话,手里其实有很多很多选题,都压着,没有做完,因为类似伤医事件报过太多太多次了,大家都看得太多类似伤医事件了,太多了。"[139]

二是医患题材属于敏感话题,被撤稿的风险仍然较大。有相当医患报道的稿件由于各种政治原因被积压或者撤稿,稿件无法刊发会影响记者收入,部分医疗卫生条线记者承认,不愿意再触碰医患话题与该类话题常被撤稿影响收入有关。记者采写一篇报道需花费很多心血,找到合适的选题,出差、联系采访对象、外出采访、整理素材、收集资料、写作。一篇报道从一个想法到报道成型是一个漫长且费神的过程,撤稿意味着前功尽弃,从心理上对记者来说是一种压力。除了心理因素外,实际上还影响工资收入,记者的收入和稿件刊发数量正相关。《澎湃新闻》早期的薪酬制度规定,稿件一旦撤稿,记者就被扣除这一部分相应收入,意味着一名记者在花了很多时间采写完一篇报道之后却没有得到相应经济回报,这直接导致记者们不愿意再采写医患题材的报道。

三是医患报道难以采访到关键涉事医生,或者等待第三方机构出医疗鉴定周期较长,耗费相当多时间,可能会影响发稿进度。只有稿件刊发,记者才能获得收入,稿件被积压也会导致记者收入缩水。此外,医学知识复杂,记者难以把握,医学信息不对称对记者形成较大挑战,加上医生群体,如医师协会近年来的大力维权,加大了医患报道的风险。

以上三个原因合力导致近两三年来记者不愿意涉足医患报道领域,从而致使近年来医患报道的数量锐减。

四、医院宣传部门的宣传组织框架:医生典型报道框架转变

近四五年来医院宣传部门俨然成为了医患报道内容的主要生产者。前文提到医院宣传部门设置了媒体医患报道议题;三级医院宣传部门已具备小微型媒体机构的人员配置;大型医院宣传部门人员水平专业,其稿件可以直接为记者所用;医院宣传部门深度参与了医患题材文艺作品创作,医疗纪录片《人间世》就是医院宣传部门开展医学宣传的有力佐证。可以说,近年来医患报道的倾向转变与医院宣传部门的努力发声有着密切关联。

(一)快报事实慎报原因的一般应对媒体框架

当医院发生一起医患事件,媒体准备介入报道时,医院宣传部门就会迅速介入。医院宣传部门在应对医患突发事件过程中,建立起了一套常规运作框架,总结起来分为四个步骤:禁止传播;统一口径;可控环境;快报事实、慎报原因。

"禁止传播"分为两个操作层面,一是在医患事件发生后的第一时间内,禁止全体医务人员转发朋友圈,禁止将事件上传至网上,防止引发舆情强烈反响。二是在医院官方出统一口径之前,禁止相关医务人员接受媒体采访。

"统一口径"是指医院宣传部门及相关科室会召集事件相关人员,包括医生、患者、家属了解事发经过,并尽快给出一个统一口径。且统一口径由医院宣传部门统一给出,其他部门、个人、医护人员不再就该事件作出超"统一口径"之外的回应。

"可控环境"是指医院只会在可控的环境中与媒体记者打交道,一个"可控环境"包括几个条件:一是人员条件。宣传部、院办、当事人、医院领导人员都必须到场,才可以开始与媒体的沟通。二是指设备条件。与媒体沟通必须在一个有录音录像的环境中进行。

"快报事实、慎报原因"是医院出具统一口径的基本原则,统一口径的具体实现方式是通稿,医院通稿的特点是以告知事实为主,少提或不提事发原因。通稿报告的事实还会包括:病人病情状况、医院救治手段、治疗效果等。通稿通常是非常简洁的,核心原则是八字方针:快报事实,慎报原因。具体而言,通稿的拟定有这么几个要点:①以对事实的阐述为主:主要阐述病人病情、医院采取的诊治措施。②慎报少报甚至不报原因:表示具体原因还在调查中。③表示等有了进一步结果再告知媒体。

"口径一定要一致的,医生不能跳出来讲的,这种事情发生后,一定要当事几方一起坐下来讲,如果当事人自己去找媒体,医生也去找媒体,一定是浪费精力的,你本来这个事情10天就解决了,现在跑来跑去可能一个月也解决不了,医院不愿意选择这样处理,从医院角度来说,时间是成本,医院肯定不愿意干这样的事情,医院愿意在可控的高效的环境下和媒体打交道,什么是可控的高效的? 就是大家都在,双方当事人、医院负责人都在,这么一个环境中打交道是可以的,如果让医生单独和媒体接触,肯定不行。一旦发生这种事情,一定先开会,各种朋友圈都不允许发。"[140]

医院的成熟应对框架是这几年间逐渐发展起来的,早期医院应对媒体的方式简单粗暴,以逃避为主。究其原因,一方面,可能由于医院系统相对封闭,医生护士的职级晋升在专业领域中进行,和社会评价没有直接联系,导致医院早期对媒体报道不够重视,没有形成一套成熟的应对媒体机制。另一方面,在媒体十多年喊杀医生浪潮中,医院逐渐意识到问题严重性,至"八毛门""缝肛门"报道出现,给医院带来巨大冲击,医患关系跌入谷底。医院逐渐意识到媒体宣传的重要性,开始建立一系列上述应对策略。

上述医院应对媒体机制的建立,从源头扭转了医院的不利地位,使得医院逐渐把握住了话语主动权,对医患报道的转向有着实质性影响。

（二）医院典型报道框架的转向

一般而言,医院的医生典型报道生产会经过四层把关:由医生本人或通讯员起草后,先后分别经宣传科人员改稿、宣传科科长改稿、院领导审稿、媒体改稿。经过上述四层审核修改,稿件的风格和侧重点会发生变化。医生在撰写过程中措辞是比较谦虚的,叙述方式上主要以呈现客观事实为主;宣传科、院领导把关的主要目的是凸显医院的业绩,会比较强调事件的意义、价值及其特殊性;媒体把关的主要目的在于加强报道的可读性。

"我们医院有两个自媒体,医院和医生在官媒上的发声都是很官方,八股文似的,医院发声是这样的,如果发生一个什么事情,某个科室治疗了一个很困难的疾病,先上报到宣传科,然后宣传科先给你稀里糊涂改一顿,然后给你定点上报到《健康报》,《健康报》再改一通,（改的过程中）会和医生交流,医生为了发这个东西不会对你要求很严格,不会完完全全按照医生原本的意愿来,医生出的稿件和最终出的稿件的区别在哪里？医生多数还是比较谦虚的,说有这么一个病例报道出来了,但一放到官媒上,就会出现:'中国第一''上海第一'这种高精尖词眼,还会有很多排名。"[141]

这种传统刻板式的医生典型报道风格不接地气,无法引发公众和医生群体的共鸣。"这种文章和医生个人没有关系,跟集体性有关,和科室主任有关,和多数医生无关,主要刺激到中高层,是领导的荣誉,领导 PPT 上的数字。"[142]

但是,笔者观察到近两三年来一种新型的"医患暖闻"报道类型正在形成气候。这种"医患暖闻"以医患故事情节为线索,以讲故事的方式带入,从事件细节入手,挖掘医患关系的暖心时刻。这方面的典范是瑞金医院宣传部门。"我们切入点和所有做新闻一样,是以故事来带人物,用讲故事的方法来带,用真实发生的故事来引导,描述事实。"[143]比如《暖闻|癌症患者一家小年夜跨省送医生锦旗:这是五年前许的愿》等报道就是这方面的典型。

新型"医患暖闻"报道的出现,预示了典型类报道风格转型的可能,也与医患报道倾向的转向有着间接联系。医患典型报道的转型意味着医院宣传水平的实质性提高,促使医院进一步掌握话语权,在社会范围内更深入地建立医生群体的正面形象,同时也向媒体施加了压力,倒逼媒体做出更优质的医患正面典型报道。

第六节　医患报道倾向转变与跨媒介和社会/制度层次框架

本小节重点讨论与医患报道倾向转变有关的外围因素,包括医院、医生、政府、警方、商业和舆情几方面。这些外围因素直接或间接影响了记者对医疗行业的认知,推动了医患报道倾向的转变。其中,医院媒介素养的提升、医生和记者人情关系的发展直接推动了医患报道倾向的转变;政府对医患报道议题和报道方向的设置、警方立场的细微变化、商业力量的介入间接推动了医患报道倾向的转变。

一、医院层面:医院媒介素养提升

(一)医院对媒体策略转折的节点:"八毛门""缝肛门"事件

"八毛门""缝肛门"是刺激医疗卫生系统转变对媒体态度的两个关键性事件。两个事件的前期报道均被证实是假新闻,是媒体伤害医疗界的典型。事件发生之后,医疗卫生行业深刻意识到社会各界对医学卫生行业的偏见之深,医疗卫生行业痛定思痛开始改变对媒体的态度,从回避走向发声。两例事件分别发生在 2010 年、2011 年,时值医患关系最紧张的阶段,两例事件的发生犹如压垮医患关系的最后一根稻草,将医患信任推入深渊谷底。事件原因非常复杂,涉及制度、文化、医学信息不对称、公众医学素养、医院的媒介素养等,其产生原因并不是本文关注的,本文关心的是其如何推动了医患报道倾向的转变。

医患报道倾向的转变和医媒关系的发展存在时间差,这个时间差大概为 4 年。这里的"时间差"指的是两类相关事物的发展过程出现质性改变的两个节点之间的时间差,在这里,两类相关事物分别指的是"医患报道的倾向"和"医媒关系"。这两类事物发生质性改变的时间点大概分别如下:医患报道倾向的明显转向节点发生在 2015—2016 年;医媒关系的转向节点发生在"缝肛门""八毛门"之后,即 2011—2012 年,两者相差 4 年。

笔者研究发现,医媒关系分为二个层面,一是医院的媒介素养,二是医院宣传部门和记者群体之间的人情关系。自 2011—2012 年,医院开始主动与媒体建立紧密联系,经过 4 年时间,医生和记者之间建立起了较为亲密的伙伴关系。同时,医院的媒介素养得到了很大的提升。"缝肛门""八毛门"之前,大部分医院,包括上海地区的医院对媒体的态度很是戒备,对于记者采访采取各种回避推诿。"缝肛门""八毛门"之后,医院猛然意识到之前应对媒体策略的失败,开始加大与媒体的正面接触,加大医院正面宣传力度,建立危机应对机制,其实质是医院意识到和媒体之间关系的重要性。

医院从意识到医媒关系的重要性,到开始付诸实践,到建立和媒体之间较好的信任关系,该过程大致需要 4 年。表现在医患报道中,到了 2015 年、2016 年,媒体上医生负面报道数量明显减少。可以说,从医媒关系的发展,到报道倾向的实质性转变,是医院主动接近媒体,影响并改变记者对医疗行业认知的过程。

笔者走访的多家医院宣传部门的一把手都承认在媒体伤害了医疗界之后医疗界开始

决定学习如何与媒体打交道。瑞金医院宣传科科长朱凡表示："从'八毛门''缝肛门'等事件以后，医疗界就开始学习了。""八毛门""缝肛门"对医学界的冲击力之大，令笔者震惊，笔者访谈的多名医生都提到了这两例事件对医生群体的伤害至深至痛，属于标志性事件，至此两事件之后医学界应对媒体态度发生了显著变化。"'八毛门''缝肛门'对医学的冲击很大！在之前，医生不愿意去说，当一些事件出现，发现不说不行，医生必须自己站出来说话、代言、解释，让社会更多地理解医疗，更多的理解医生。"[144]

事物的发展存在边界的限定，当某种事物发展到极端糟糕的状态时，必定会出现向好的逆转迹象。医患报道亦是如此，当医患报道将医生推入黑暗深渊时，激发了医生群体的强烈抗争，力量之大反作用于媒体，二股力量互相纠缠达至平衡态——医患报道倾向的U字形轨迹也同样证明这一点：医生形象高开低走（2000—2010），逐渐陷入谷底（2010—2011），缓慢上升期（2012—2016），正面形象期（2017—2018）。

（二）医患报道倾向转变与医院对媒体态度的转变

早期，医患报道倾向偏向于患者，与医院整体媒体素养较低有着密切关联。当时，医院对媒体的态度是回避和忌讳的，俗话说："防火防盗防记者"，在医院看来，记者一来等于麻烦出现，能回避就回避，实在回避不了就少说几句，这是当时医院应对媒体的普遍态度，从业十多年的《新民网》卫生条线记者佐证：

"（2010年左右）那时每次采访都是这样的，有患者打电话来，我们接到之后就去找医院核实，但是医院以前往往比较忌讳，一般以前都是医院党政办、办公室的工作人员接这种电话，害怕媒体，他不敢说，怕说错了，那个时候态度又不好，那个时候医院媒体素养不高，他们也不知道怎么回应媒体，他们可能会说：'哦，没有这个事情！'就直接否认了。"[145]

早期医疗卫生系统认为医学是专业领域，有行业内部的一套话语体系、专业评估标准和职称晋升标准。医院管理层和医生都认为不需要对外界有什么交代，反正说了外界也听不懂，加上医院系统非常封闭，医生职称晋升与外界评价关系确实不大，医院对外界态度是高冷傲慢的，这种态度不单单在医学界是如此，在很多专业领域都是如此。《新民周刊》医疗卫生领域资深编辑指出："比如科技界，过去科学家对媒体态度也同样如此，认为你们不懂，讲了你们也不懂，我也不需要你们懂，这个领域和你们没有关系，我们有一个懂行的小圈子，我们的声誉是由这个专业圈子的评价决定的。"[146]因此，大约2010年之前，医院的媒介素养偏低，对于记者采访回避否认，记者拿不到医院的说法，只能刊发患者一方的说辞，医患报道中尽是患方一面倒的说法，从而导致早期医患报道偏向患者。

《新民周刊》医疗卫生领域资深编辑指出："医院早期觉得我只要看病就可以了，外面的人随便他们怎么说，你们不懂，我也不在意你们批不批评我，我事业上的评价标准和普通人是没有关系的，医生也是这样，他的晋升职称、他的收入和一般人的评价是没有关系的，早期的确是这样，所以这也是不好的一面，到了那段时候（媒体一片喊杀），几家大型公立医院意识到该发声了，大概就是2012年。"[147]

《新民网》医疗条线记者指出："现在医院不会再这么做了。他们媒体素养提高了，这几年的变化非常非常明显,因为有了微博微信,每个人都成为新闻生产者,医院人员也明白他们如果再这么回答,会被记者抓住把柄,现在,医院接电话的会说:'我不清楚,我可以帮你去问。'起码给你一个好的态度。他们态度的确变好了,是媒体素养的提高,大家对于媒体也更了解,知道媒体报道的利弊了。"[148]

沪上某三甲医院医生指出:"为什么会有这种变化呢?因为一个负面的东西出来了,大家都比较重视了,大家有经验了,如果不符合事实的东西越说越多,医院承受的压力也很大,主要还是影响业务,整天处理纠纷,医院还需组织人手处理这个事情,像我们科室如果出现纠纷,一定要放下部分业务,派人去处理投诉和纠纷,这种事情来了也是风险。"[149]

瑞金医院党委宣传员朱凡认为:"这两年医院开始发声比较多一些,前两年医院不太愿意发声。态度的转变和医院宣传系统受到大量危机公关的培训有关,近五六年来各家医院更加重视宣传,也更重视舆情应对,不管是卫计委层面,还是各个管理干部学习的层面,其实在这方面有了很大的提高,尤其是在复旦大学对传播学的理论知识的学习会更多一点,每年卫计委层面都有舆情应对培训,我们医院自己也会组织舆情应对培训,尤其是对宣传干部,每个人都经过这方面培训,培训专家很多是新闻学院的,复旦新闻的,中国传媒大学的。在培训中专家给出的主要观点就是快报事实,慎报原因。"[150]

十年前,媒体处理方式也简单粗暴,医方若拒绝回答,媒体也不会继续追问,直接在报道中写类似于"已经致电院方,院方表示不知情"就发稿了。同样,《新民网》卫生条线记者回忆:"以前,医院方拒绝回答,我可以写一句:'我打到什么什么办公室,对方表示,并不了解此事。'当时媒体是给双方一个说话的机会,但是媒体不会继续深究下去的,你拒绝了,我也就不深究了,我不会盯着你,你只要给我一个回话,我就算得到回复了,我也算给了你一个说话机会了,但是你说你不知道呀,其实这是一个不求甚解的处理方法。刚开始有新媒体的时候就是这样处理的,你告诉我什么,我就写什么。有时候,医院的人跟我说:'这事情我不知道的,我不管这个事情。'以前这种话还会出现在新闻报道里,但是现在基本上不会出现了。"[151]"你告诉我什么,我就写什么,也不追查"——是当时媒体处理医院拒绝采访的简单方法。

早期医媒关系薄弱,有两方面原因导致:一是医院媒介素养低,拒绝媒体,排斥媒体;二是媒体专业素养不足,对于缺失重要采访对象的处理简单粗暴,对医患事件原因不求甚解。医院和媒体之间的关系是互为影响的:医院排斥媒体,导致媒体不理解医院;媒体对情况不了解,刊发负面医患报道,又反向促使医院更加排斥媒体——早期医媒关系薄弱敌对导致当时医患报道多偏向患者。

(三)医院媒介素养提升的一般策略

近四五年来医院媒介素养不断提升,主动接近媒体,主要表现在以下四个方面:

首先,主动向媒体提供各类医疗卫生信息。医院主要提供三类信息给医疗卫生条线记者:医疗科普知识、高精端医疗技术、医患温情故事。这些信息始终围绕一个宗旨,就是体现医生价值。"国家倡导正能量,和谐报道,各个医院给记者提供的信息有三类:第一类,医疗科普,到了某个节点,比如现在高血压日,就给媒体高血压的防治知识。第二类,高精端医疗技术。第三类,医患温情故事。比如说,医生地铁、高铁、马路、飞机上救人。医院知道了,马上整成素材报给条线记者。这类突发性事件是记者很喜欢的一类报道,又体现医生的价值,现在医院很喜欢提供能体现医生价值的线索,科普也好、高端医疗技术也好、医生工作之外遇突发救人,都是体现医生的价值。"[152]

其次,医院主动邀请记者做体验式采访。瑞金医院是上海首家邀请媒体去做体验采访的医院:"我印象中最深的是 2012 年,瑞金医院邀请媒体去体验,去看医生每天的日常工作是怎么样的,那个时候很多媒体对医疗机构、对医生的工作是很陌生的,所以瑞金主动邀请媒体去,记者就跟着他们看各个科,看医生怎么和患者打交道,医院也很主动去展现医生真实的一面,所以上海医疗的变化算是瑞金医院第一步走出的,他们是比较早的,实际上那个时候,各家医院已经意识到了,要在乎患者的评价。"[153]

有的医院擅长找人物典型,比如有大肚子儿科医生坐诊,提供线索给记者体验孕妇医生接诊的辛苦,让更多市民理解医生群体的不易。"比如冬季就医高峰,2014 年底的时候,儿科就诊难,新华医院儿科就诊排队四五个小时,当时处理的比较委婉,标题里写的是'排队 4 小时+',但是实际上,也有人等了 7 小时,化验什么等下来,超过 4 小时。媒体跟着医生坐班,体验医生和家属双方的苦和累。"[154]"记得早些年,有一个记者想去体验就诊高峰,那个时候儿童医院,给她找个二胎妈妈医生,她从早上 8 点到中午 12 点病人都看不完,你一看,心疼不心疼? 真的是心疼! 媒体这种报道能够让病人也看到医生的不容易,患者等了 4 小时,医生在里面一刻不停上班,其实是更辛苦的,换取互相理解。"[155]

再次,上海市卫计委和上海广播电视台联合策划拍摄医疗纪录片《人间世》,用影视作品树立医生敬业形象,讲述医疗行业的拼搏与无奈。访谈中得知,瑞金医院在决定让摄制组进驻瑞金急诊室开拍《人间世》前,医院宣传部门也有各种顾虑,担心播出后公众会产生不良反馈。瑞金医院党委宣传员朱凡坦言:"《人间世》的第一季第一集 5 个案例中的 3 个案例其实是死亡的,第一集全部都是在我们这里拍的,3 个死亡的案例我们也让全部呈现了,其实是表明我们的态度。这么做会有顾忌吗? 有顾忌的,刚开始的时候我们也很担心,后来发现其实社会上是可以理解的。"[156]"我其实个人觉得和《人间世》的播出以后的影响有很大的关系,它是 2016 年播出的,它是一部纪实片,它让大家看到医生的无奈、辛苦、无可奈何,整个社会更加理解医生和医疗行业,所以确实 2017、2018 年很明显,没有出什么重大医疗纠纷,包括上海在这一块也做了很多事情,因为推出了几部热剧《急诊室的故事》《人间世》,这两部片子,尤其是《人间世》对医患互信的影响会更大一点。"[157]

最后,医院模拟召开新闻发布会和应对新闻危机培训,通过实操演练提升媒介素养。同济医院宣传处副处长指出:"当发生医患危机事件时,我们都有预案,我们每年都有培训和考核,如果科室发生了负面新闻,对科室有考核,科室尽量减少避免负面新闻出现。我们还有应对新闻危机处置的培训。大前年我们邀请了秦畅老师主持了一场模拟新闻危机处置的新闻发布会,取了温岭杀医案等案例,台上医院行政人员分别模拟某市的副市长、卫生局长、院长等,台下各部门中层干部扮演境内外媒体记者,他们来提问,各级领导如何来回应,实战演练,得出来的经验还是卫计委讲的:'快报事实,慎报原因'八字方针,有了模拟演练之后,大家对这八个字会有更深刻的认识。"[158]

很多医院还健全了新闻危机应对预案。通常而言分为五大步:第一步检测舆情、第二步及时上报、第三步调查事实、第四步召开记者招待会、第五步拟定通稿并呈送记者。其中有几点操作规范:①不接受电话采访。②统一口径。③态度友好。④沟通及时,响应及时。⑤快报事实,慎报原因。

瑞金医院党委宣传员朱凡指出:"在医患关系比较紧张的时候,我们医院成立舆情工作小组和舆情核心小组,宣传科作为承上启下的部门,当发生舆情的时候,我们有一个叫'事件报道制度',突发事件除了会汇报给医院领导以外,还会汇报给我们宣传科,宣传科会启动一个舆情工作机制,舆情核心小组会和几个部门,以及几个分管领导商量如何处理这个事情,基本上我们会在一天之内作出回应,和核心小组分析以后,递交方案,通过以后,我们会在自媒体官方微信上发声,如果有需要的话,也会向各大媒体发布。"[159]

以同济医院为例,当因为突发事件有多人同时被送入医院急救时,第一步,启动应急预案,第一时间报告医院领导,然后启动全院急会诊。第二步,通知医院宣传处,宣传处派人到现场了解事发经过,必须在第一时间、最大程度地搞清楚事情的来龙去脉。第三步,与该事件中最主要的一位医生沟通,告知其整个事件的前因后果,并请他在接受媒体采访时介绍抢救细节。整个过程中,其他人不能接受采访,因为"其他人对事件的了解肯定会有偏颇的,我们了解全过程,其他医务人员不可能有时间和精力去研究事情来龙去脉。"[160]

如果有些医院宣传部门没有处理好某件突发危机事件,会在全市范围内作为负面教材被通报,告诫其他医院宣传部门吸取教训,防止发生同类失误。"前年有一家医院关系就没处理好。这家医院宣传部门一把手接受了记者电话采访,对方记者已经亮明身份了,他直接在电话里说这个患者不好,这个事给我感觉就是,他们医院没有预案,要不就是他本人是不是慌了忘了,没有按照预案来。我们很庆幸,我们医院做很重视这块工作,还有演练和考核。"[161]不夸张地说,医院宣传部门秉持着高度专业态度来研究如何与媒体打交道。

近四五年来,医院不断从和媒体打交道的过程中总结经验,吸取教训,实操演练,举一反三。医生群体智商高,学习能力强,而且非常团结,经过学习演练,其媒介素养能力近几年来取得了飞跃性提升,设置的种种措施有力推动了医患报道倾向转变。

(四)时间是医院媒介素养提升的核心要素

既然医患报道倾向的转变与医院应对媒体水平的提升有着直接关系,那么这种关系具体是如何发生的呢?

研究发现,时间是一个核心因素。医院媒介素养提升的关键在于处理时间的提速,更确切地说,是给出统一口径(通稿)的时间大大缩短。

时效性是媒体的生存命门。移动媒体时代,内容在新颖性、独创性上已经丧失了优势,唯剩时效性是关键。各家媒体竭力赶在其他媒体发布之前抢先发布消息,才能获取更多流量。

以往发生一起医患事件，医院缺乏应对章法，处理方式拖沓，应对时间长，延误了最佳发布口径时间。"对医院来讲，都是能回避就回避的，如果出现医患矛盾的话，医院是绝对不会去找媒体，除非有特别大的医患事件，医院的态度是能花钱摆平就花钱摆平。"[162] 媒体为了抢快发布，就在没有拿到医院说法的情况下就发稿了，报道通常呈现的是患方的一面之辞，引导公众从患方角度看待事件，自然对医生医院不利。

医生承认："以前的问题在于一个事情搞出来了，家属去和媒体接触了，媒体了解了家属一方的情况，媒体想要了解医院方的情况，医院通常都会让媒体等，等一个官方调查结果，从记者角度讲，肯定等不了，对媒体来说一定是越热的山芋越好，媒体肯定会最后加一句：联系院方，院方表示现在并不清楚具体情况，然后就把新闻报道出来了。你说媒体错了吗？我觉得媒体也没错啊。"[163]

媒体有惰性，谁能在第一时间提供消息，就优先报道哪方观点。在早年医患事件中，提供媒体线索的通常都是患者及其家属。如果医院无法在短时间内给出一个说法，媒体会忽略医院，从而导致报道呈现出偏向患者的倾向。

现在医院加快了应对速度，有些三甲医院在事发当天就能给出统一口径。医院的快速应对，能让记者在最短时间内拿到医院口径刊登在报道中，这样就能巧妙地引导公众舆论了。所以，加快处理问题速度，缩短供稿时间是医院媒介素养提升的核心表现。

(五)医院应对突发事件的隐匿框架

医院媒介素养的提升，除了上述公开的一般应对策略之外，还存在若干隐匿框架。医院、医生群体出于捍卫自身权益，在和记者斗智斗勇过程中，吸取各类负面案例教训，总结每次交战经验。也揭示出，虽然医生和记者群体间关系近几年来越发紧密，但是这种医媒关系深处暗藏凶险，暗流涌动。

隐匿框架一："只说你亲眼看到的"

面对记者采访，医院宣传部门已经熟练掌握了一套回答技巧，那就是"只说你亲眼看到的"，如果是转述别人的话，一定要讲清楚消息来源，而且这个消息来源一定要是权威的、可靠的信息来源。"面对记者的提问，如何做到慎报原因呢？那你要有技巧嘛！你该说的一定要说，但是怎么说要有技巧的，你说的肯定只能是原则对原则咯，譬如说一个病人送进来身上有伤，刀伤，还是什么伤，不知道，反正就是开放性的伤口，抢救中，记者就来问了，这个病人怎么回事啊？我们和医生说：'你只能跟记者说你看到的东西，你不能说刀伤，因为你怎么知道是刀啊？如果你要说刀伤，你要听到有人这样说，而且这个人不是旁边的吃瓜群众，要是送来的人或者是目击者说的，那么你和记者说的时候，要加一句话：据谁说，这是刀伤。'原则就是你只能讲你看到的东西，之前发生了什么事，你不知道，你不能说猜测的东西，前面发生什么事，请相关部门调查之后才知道，譬如公安局调查之后才知道，我们只能说现在，我发现病人身上有开放性伤口，哪里哪里，多深，我们采取哪些措施，请哪些人会诊，我们先怎么样，再怎么样，现在这个人是什么情况，之后怎么样我们不知道，这个人可能病情会发生变化,变化的话我们再以新闻通稿的方式再和大家进行一个沟通,通过这样一个实战演练,让医生、护士了解到如何应对。"[164]"你知道你就说,你不知道的不能说,你不能猜,猜都不能猜,道听途说的你一定要说哪里听来的,最好是不说,一说哪里的,到时候人家追查起来,又说不清楚了。因为譬如说你说从患者家属那听来的,万一他不是家属呢,只是现场的一个目击者呢,你刚说完目击者就走了,找不到证人了呢? 人家会说是不是你自己编出来的,所以,你不要去讲,就讲你看到的东西,之前的东西不知道,你的确是不知道呀,你不是现场目击者,你怎么会知道?"[165]

隐匿框架二:"快报事实,慎报原因"

"快报事实,慎报原因"是医院宣传部门应对媒体的核心原则。通稿对于事发原因的表述通常是非常模糊的,甚至是不涉及的。"通稿的套路都差不多,比如有比较复杂的、难以解释前因后果的、没有调查清楚的,他们首先就会表示我们还在调查,这第一步就比以前好很多,以前可能是:我是接电话的、我不清楚,现在都说医院在调查了,不管结果怎么样,起码医院态度是好的,态度是积极正面的,积极回应就避免了公众骂医院躲着。"[166]

媒体对于医院"快报事实,慎报原因"的做法还是比较容易满足的,热点覆盖迅速,通稿虽然内容含糊其辞,但对媒体来说已可以应对差事,媒体为了快速发稿,很少再追查事件原因。比起早期医院沉默再三,拿不到任何说法而言,现在媒体已经感到较为满意了。但客观地说,媒体对医患事件真相追逐的欲望和能力实在无法令人满意。"至于调查结果出来还有没有必要和舆论讲,也是后话了。平息一波舆论之后,很快大家都忘了,现在舆论热点覆盖得非常非常快。可能调查出来之后是医院的错,可能这个时候已经没有人提这个事了,就过去了。"[167]

医院方面也同样证实,媒体只要一拿到通稿,就欢天喜地去追逐下一个热点了,不会再来找医院了。"如果媒体再追问原因怎么办? 我们了解到的情况就这些啊,更多的消息,大家把联系方式留下来,过两天我们再和大家沟通。但过了两天,媒体还会再问吗? 这个很少很少,我们医院没发生过。"[168]

隐匿框架三:"不接受电话采访"

医院还有一个隐匿的框架就是不接受记者的电话采访,因为电话采访对医院来讲存在着可能被曲解的危险。同济医院宣传处副处长坦言:"我还有一个原则,不接受电话采访,因为电话采访,一你不知道对方是谁,万一是其他人冒充的呢? 第二,电话采访可以录音,录音还不要紧,但他可能会对原话进行剪辑的,比如'这个好,那个好',但是我实际上说的是'这个好吗?''那个好吗?'我本来是疑问句,被一剪辑成了肯定句。这就不对了。"[169]

医疗卫生条线记者也发现:"现在,医院发生一个突发事件,记者去采访,医院方会说:好的,你等下,我们稍后会出个情况说明。然后,没多久他们就出个说明挂在官网上。现在医院不会让你直接去电话采访院长、副院长,他们都有舆情监控,应对起来很快的。"[170]

现在,在应对新闻危机事件过程中,医院表现得十分小心,从应对采访、文本书写上都下足了功夫,目的就是维护医院利益和医护人员形象。医院宣传部门的严格把关,让某些想抓医院把柄的媒体无机可趁,这也是近五年来医院媒介素养提升的表现之一。

（六）医患现实和报道倾向间的背离

医患报道倾向的转向并不意味着现实中医患纠纷的减少,也不意味着医患关系的改善。医患纠纷仍然居高不下,医患关系也依旧紧张,但是,现在医院更懂得如何去处理突发状况,如何更好地处理与媒体间的关系。

可以说,医患报道倾向的转向与医院应对媒体策略的提升有着直接关系。如今当医患矛盾发生时,医院会在第一时间彻查事件经过,采取各种补救措施,启动舆情应对预案。需要再次强调:是医院媒介素养的提升,大大改善了医媒关系,医院更善于在萌芽状态化解医患矛盾,从而导致被媒体曝光的医患负面事件大大减少。

"一旦一个医患纠纷出现了,第一步病史封存,封存病史这个事情谁来办的呢？是医院来办的,医院在封存病史之前会把当事医生统统叫过来,把这里面仔细看一看,有任何的问题先全部搞掉,是这样的,虽然也不是所有事情都能改掉,但是医院会尽力想去这么做。"[171]"医院是想隐瞒（对自己不利的）事实的,医院不可能一五一十的把所有（对自己不利的）事情都告诉你,会牵扯出很多很多事情。"[172]

相对医院而言,患者是处于极度弱势的。专业的医学知识、隐秘的运转体制、潦草的病历、无从查证的过度用药和检查、漫长的医疗鉴定,以上种种信息不对称使得医方在医疗服务中完全掌握主动权。

某三甲医院医生承认:"很多事情,很多细节,比如病史、医嘱,中间错误可能是会有一些,每个人都可能出错,你要做到完全无错,不可能。比如我要给一个病人打50ml盐水,药房看到电脑上有50ml盐水,他给你送上50ml盐水来,送上来之后护士看到50ml盐水,打到病人体内。中间从医生开医嘱,写50ml盐水这几个字,药房又有一个人在操作,再到运送师傅送上来,再到护士把盐水打到体内,你说这个流程里面,这么多人这么多环节永远不会错吗？但是现在能查的就是源头上的那几个字:50ml盐水,认为你写的是50就是50了,现在只能查到这一步。"[173]

"比如打错药这种事家属都会抓证据,如果家属没有证据来跟你无理取闹,这个肯定不行的,医院维护医生另一层意思就是这个,比如有病人因为用药死了,家属又没有证据的话,通常这个事情都成立不了。"[174]

从访谈中了解到,每年各家医院的医患纠纷数量相对是比较稳定的,这几年并没有减少的迹象,反而还有些增加,只是增加的幅度不大,维持在一个相对稳定的数量级上。上海某三甲医院医生承认:"一般大的纠纷我们医院每年大概30多个,每年要赔掉将近200万元,其中10个左右确实是要赔钱的,剩下20多个不可能完全没有责任的,但是都被弄掉了（不用负经济责任）。"[175]

其他三甲医院医生也承认:"身边的医疗纠纷案总体肯定没有变少,自己个人感受是,没有变少,有一点增加,没有增加很多。"[176]

可以说,医患纠纷数量始终并没有减少,医患关系也没有多大改善。医患报道倾向的转向并不是因为医患关系的改善而导致,而是与医院应对媒体策略的提升有着直接关联。

二、医生层面:和记者人情关系的发展及防御性治疗策略的蔓延

(一)促使医患报道倾向转变的原因

1. 医生群体从沉默到发声

医患报道倾向发生转变,其另一个重要原因是医生群体打破了沉默。

早期医生和医院很少发言。早期医生觉得医患矛盾毕竟是小概率事件,和自己没关系。医院在宣传策略上也以保守为主,不会主动宣传自己。"我记得我们很早还写过,医改中,医生为什么不说话? 我们就开始讨论这个问题,那时侯,大家觉得看病难是医生造成的,实际上医生群体是不发言的,他们主观上也觉得和我没关系,医院方面也没有让他们参与这种社会性讨论。"[177]

早期医生群体对记者采取回避策略,一方面是担心记者断章取义,曲解医生的话。"为什么医生不接受采访? 因为如果接受采访的话,怕记者会断章取义,律师也是这样的,可能把你讲话中的一段内容或一句话单独拿出来,就可能会引起歧义。"[178]另一方面,医院的体制也决定了医生不能够随意接受媒体采访,采访一定要在医院可控范围内进行。

另一个原因是医生怕得罪人。医生处于体制中很复杂的节点上,上有医院领导、下有患者及家属、旁有医生同行、外有媒体记者,几股关系交织在一起,且每一方均主张自己的利益,形成了复杂局面,医生群体只能采取最保守的方式以自卫——那就是闭口不言。医生坦言:"我们医生在医疗机构里面,讲话不单要对自己负责,还要对机构负责,包括你讲的这个话,还会对上级产生影响,所以医生都会很谨慎,乱说会得罪人。"[179]"医生不想找麻烦,因为如果语言不够严谨,一不小心就会说错话,这种情况很多,比如我在路上救了一个人,被媒体报道后,可能有人支持你,也可能会有人评价你,说你这个救法不对,其实他们不在现场,不知道现场究竟发生了什么情况,那当事医生压力也会很大,而且医疗上的东西有很多不确定性,没有唯一的真理和唯一的治疗方法,所以很多东西你很难去讲,千万不能说死。"[180]"现在大环境关系很紧张,病人很会维权,看病录音录像,会留证据,病人也很懂,医生对病人、对记者、对律师都是这样的,很谨慎,少说少做,碰到这种来维权的病人,你就尽量少说少做,更谨慎一点,因为医学上有很多不确定因素,那只能明哲保身。"[181]

为什么现在医患关系看上去变缓和了,是因为医生群体站出来了。"医生有自媒体、微信、微博,他们发声了,产生了很强烈的对冲,以前只有媒体记者手里有平台,记者写什么就是什么,柴会群写'缝肛门'是护士的错,那舆论就是一边倒的骂,说走廊医生是个斗士,大家都这么认为,但是现在同一个事件,大家从更多的角度发声。"[182]

这和技术发展有关,在 2009 年微博出现之前,医生群体没有公开的发声渠道,基本上就是记者写什么就是什么,医生即使有不满,也只能在小圈里子里发发牢骚。微博微信出现之后,医生群体有了便捷的发声渠道,开始表达自己的立场与不满。

其中有一个非常典型的医生,微信公众号"烧伤超人阿宝"——北京积水潭医院烧伤科医生宁方刚,他是医生界的代表人物,以敢言著称。"以我个人来讲,我挺欣赏他的,他是最敢于斗争的医生,这可能和他的性格也有关,他性格比较冲,我觉得积水潭医院烧伤科也给了他一个相对宽松的环境,其他医生一是不敢讲,二是没时间讲。"[183]

烧伤超人阿宝不仅代表医生群体发言,而且还用实际行动左右记者报道。之前提到过有记者对医患事件的失实报道,就是被阿宝拉入微信群中指责,结果促使该名记者重新为该医院做了解释性报道。

医生群体的发声除了外在技术(微信微博)提供了渠道之外,更因为医生在观念上发生了转变。有二个标志性事件推动了医生群体的觉醒:"缝肛门""八毛门"事件,上文提到过此两事件是推动中国医疗界反思的导火索。"我觉得有两个典型,一个是'八毛门'还有一个是'缝肛门',另外一个极端是医生群体办了医疗自媒体联盟,有一系列公众号,还有医生群体办的自媒体公众号。"[184]

医生群体的发声和医患事件舆论的反转也有关联。早前,媒体掌握绝对话语权,他人无法传播不同的事实和观点。现在,对于某医患事件的话语表达维度越来越多元,如果记者表达有误,医生会通过各种渠道(微信公众号、微博)质疑媒体结论,结果导致医患事件舆论出现反转。

2.医生群体开始注重维权

医方还开始采取一系列法律手段惩治媒体的伤医行为,比如,通过医师协会的法律援助团队发表声明,甚至起诉记者。典型案例是南方周末记者柴会群因"缝肛门事件"、走廊医生等系列报道《"疯子"医生:你砸医院招牌 医院砸你饭碗》《"创收"院长》《公立医院创收潜规则》被中国医师协会起诉。

"现在记者去现场更多了,而且会更慎重,因为如果报道出问题的话,医生、医院反弹会很厉害,他们现在会很注重维权,比如通过医师协会,会发声明、起诉,他们请法律援助比较多的情况是在伤医事件中,如果患者恶人先告状,中国医师协会会出来发声的,医生和医院群体慢慢掌握主动权了,他们也很注重策略。"[185]

医生群体的维权行为给记者造成心理上相当的压力。前文提到过,经过十多年来的交战与合作,医生和记者群体已经成了朋友,反之亦然。来自医生朋友的这种建议、抗议对记者个人而言是起作用的。"我2014年最开始做医患报道的时候,我很惊讶地发现医生对记者有这么多的仇视,2014年、2015年,甚至2016年也有这种感受,包括现在和他们偶尔聊起来,医生们也会说,医患关系这么紧张是你们记者的报道造成的,有些医生朋友留言说,伤医杀医的报道不要再写了,写了之后有这么多人在效仿,多写写我们的辛苦、正能量会好一点。关系比较好的医生朋友,他们会留言,我会听一点他们的建议。"[186]

医生群体从法律上的反抗、从人情上的抗议是造成医患报道转向的原因之一,近三年来,记者群体明显受到来自卫计委、医师协会的组织性压力和医生个体的人情压力。

3.医生和记者建立了复杂的人情关系

医疗条线记者在医疗领域沉浸的时间越长,和医生群体建立起越是错综复杂的人情关系。一方面,由于记者对医生群体越来越了解,理解医生群体的辛苦和无奈,意识到很多问题不是医生的问题,而是体制问题和医学问题。瑞金医院党委宣传员朱凡坦言:"有些医疗卫生条线记者确实是跟我们接触时间长了之后,会更了解医疗,会慢慢理解医生,这的确是有可能的。但是,你不能说他偏心医院,就像你对一个人也是,你对他越了解,你会越理解他。"[187]某三甲医院宣传部负责人坦言:"有好多年了,我最老的记者朋友在零几年,他们媒体创刊的时候我们就认识了,到现在关系还很好,到现在还会供稿给他们。"[188]"记者朋友那很多了,我还喜欢摄影,我还有很多摄影记者朋友,粗粗来讲,至少50人,而且其中有20个联系是非常紧密的,我们的关系已经超越工作关系了,已经是朋友关系了。"[189]

另一方面,医生群体能够提供记者很多工作上的便利。比如在工作中医生会提供记者需要的报道素材、专家意见。"从另外一个角度来讲,他们(记者)也希望我们能够提供一些关于医改的、社会主义核心价值观正能量的、科普的(素材),健康中国建设嘛,他们也希望有这样的稿子,我们也希望我们公立医院承担一定的社会性公益服务,做好健康科普工作,我们不单要治病,更多是治未病。我们也希望借助这样一个平台,能够宣传更多的健康科普知识,能够让更多的人提高健康素养。"[190]

此外,医生群体还经常提供记者生活上的就医便利。记者通过院宣传部领导得到的医疗资源都是最顶级的专家资源。这些专家资源紧俏,通过其他渠道难以获得,比如自行门诊挂号要等待数周甚至个更久,但是通过医院宣传部门的人脉,记者就可以轻松获得。"记者托我找医生看病的事情很多啊!记者也需要,前两天还有一个记者去过中山、华山,因为他住徐汇区嘛,找他们看了半年多了,胃病始终没见好,这几家医院国内顶级专家也没看好,经过另外一个记者介绍找到我们医院,通过我,找到我们徐书记,徐书记是消化内科专家,前后治疗了3个多月好了,其实这个超出工作关系,更多是朋友。"[191]

更多情况下,记者和医生群体是互相需要的,记者需要医生提供医疗卫生素材,医生需要记者提供媒体平台宣传医院品牌。"记者找你们想从你们这里得到什么东西呢?他(记者)想要的东西,比如做医改,他就会来问医改过程中改善医疗服务方面有什么新举措,我们医院呢也正好想宣传自己,我们就把素材整理下发给记者们。有些事情是和社会热点相关的,有些事和季节有关的,譬如说天冷了流感高发,我们会策划一下,主动地和媒体沟通,(介绍)怎么预防流感,哪些人群是高发的,我们会和相关科主任约稿,约完后,我们会提前一个礼拜会发给医疗条线记者,他们也需要应季新闻。"此外,医院也需要记者提供平台宣传健康科普知识。"因为媒体需要素材,我们需要宣传科普,所以一拍即合。"[192]

总体而言,记者手里握有媒体资源,医生不敢轻易得罪记者。这种合作伙伴式的朋友关系对于记者一方是有利的,比起医生,记者能从对方那里得到更多。

医生和医疗卫生条线记者之间的这种特殊关系需要日常的精心维护,维护的重点在于不能只在工作需要时找对方,这会给对方一种"无事不登三宝殿"的不良印象,而要注重平时的日常点滴,包括逢年过节问候、策划生日聚会、分享趣闻,摄影郊游等。某三甲医院宣传部负责人坦言:"还是在于平时的沟通,不单单是工作上的,只是工作上的话,人家觉得你有事才找我,没事不见人。譬如说过年过节,甚至于过生日,他们报社里有些啥好事情,看到了就转发给他们啊,一起分享分享,重在平常,就像朋友一样相处,逢年过节都会互相发短信,我们关系很好。"[193]

经过十多年的磨合交往,医生和医疗卫生条线记者之间的关系已经远超出了工作关系,这种关系里夹杂着医生对记者职业的忌惮和工作上的需要,也渗透着记者对医生工作上和就医上的需要。一方面,记者对医生的各种需要和求助,催生了对医生的各种人情债;另一方面,也由于记者对医生越来越了解,理解了医生群体的艰辛和无奈。以上多方面原因导致医患报道慢慢倾向医生,医生开始以正面形象出场。

4.医生集团的兴起促使医生在意个人口碑

医患报道倾向的转变还与近四年来在医生群体中出现的一种新型工作方式有关——医生集团。医生集团(Medical Group)是指由几个医生组成的团体执业联盟(Medical Group Practice),一般是法人机构,可以脱离原单位(医生编制所在医院),到各地医院进行团体行医(一般是手术),集团内的医生共享收益,共担风险。[194]

在过去,医院口碑大大超过医生个人口碑,而医生集团的出现促使医生开始注重个人口碑的树立。以前,医生只要进了一家三甲医院就能成为名医,患者去看病,一般不关注医生是谁,更关注是哪家医院。但是,如今随着医生集团的出现,医生个人口碑开始变得重要起来,医生开始树立个人品牌、个人形象和个人声誉。

"中国最好的医疗资源都在大型公立医院,最好的人才都在大型公立医院,但是现在全国有几个比较知名的医生集团,做得还不错的医生,但不是最顶级的医生(组成),为什么呢?做得最好的医生慢慢就走行政路线了,当院长、副院长去了,当官了,而且他社会资源很多,他也很难离开这个体制。一般都是中上层的医生,比如说一家很好医院的一个很好的专业团队,像是华山医院神经外科,他们的神经外科很强大,人才济济,200~300人,除了最顶端的几个医生是世界知名的医生之外,第二波的还有几十个医生,这波医生觉得,与其做第二梯队,不如自己带一个团队出来。"[195]

医生集团提供核心医疗技术、医疗人员、医疗管理,由对方医院提供医疗场所、护理服务,费用分成。医疗行业圈子很小,医生集团的出现和活跃对整个行业产生了刺激,群体之间互相参照,医生开始在乎起个人口碑。"这几年机制也开始灵活了,医生自己开诊所也可以了,有些医生是要做手术的,所以他们和一些医院合作,这个就叫医生集团,就是人是我的,技术是我的、管理是我的,但是病房是你的,手术室是你的,我可以拿你们医院做个平台,还有围绕手术的一些服务,护士、消毒是你的,然后我们再来分成,相当于承包,合作的医院中民营医院居多,还有就是自己开诊所,所以慢慢地有了社会氛围之后,行业互相之间有了参照,医生都开始在乎个人口碑、社会声誉了。"[196]

医生集团完全靠口碑来打开市场,所以医生集团的医生都非常注重患者体验,注重利用媒体平台推广品牌,"现在电视台里名医大讲堂、36.7度这类节目都很多,一方面,医院也愿意自己医生去,可以打声誉,另一方面,医生自己也很愿意去,你在一个行业里面变成一个领袖,只有好处没有坏处。所以,我觉得医患关系那一波(关系不好)已经过去了。"[197]

医生集团的出现刺激了同行,促发医生群体注重个人口碑,促使医生提升服务态度和专业技术能力,在某种程度上也推动了医患报道倾向的转变。

(二)医患报道数量减少的原因

医患矛盾始终存在,但医患冲突可以避免。这一小节指出的是,医患报道数量减少的原因并不是因为医患矛盾缓和了,而是医患事件激化到需媒体介入报道的数量减少了,其主要原因有如下几点:

1.医生实施防御性策略

在紧张的医患关系氛围下,医生不得已学会了自我保护。治疗态度上,医生从随性表达转向防御性表达;治疗方法上,医生从风险型治疗向保守型治疗转变。访谈发现,早期医生对患者心理防备较低,医生觉得有什么就说什么,得罪患者也不忌惮,有些医生觉得患者不懂,问的问题外行,或做得不对,会直接训斥患者,那时候医生的表达是直接的,也是坦诚的。但这给医生带来了很多麻烦,患者投诉、媒体曝光、到后来出现的舆论倒戈。医生在这个过程中学会了自我保护:态度上,开始变得彬彬有礼,能少说就少说,用词含糊,让患者抓不到把柄;治疗方案上,采取保守治疗、过度治疗。访谈中医生承认为了证明自己清白和无责,会要求患者多做一些不必要的检查,[198]用医学数据来证明医疗行为的安全,这些检查一方面增加了医生的收入,另一方面也保证了医生的职业安全。

资深医疗条线记者察觉到这种变化:"现在这几年不像前几年医患冲突这么强了,我觉得现在医生有一些自我保护,现在医生会尽量避免和你发生冲突,以前大家没有那么多的心理建设,我听很多现在40几岁的医生讲,以前他们年轻的时候,考上医学院是非常厉害的,只有很厉害的人才能考上医学院,他们考上医学院的时候觉得患者都会很尊重我,没想到患者会一下子自主意识(变)强了,觉得医生这个不好那个不好,而且现在整个医疗环境都不如以前好,医疗环境恶化,在前几年达到一个顶峰,经常有杀医、砍医,现在少了,这是医生启动自我保护的一个方面。他们会避免和患者发生冲突,前几年,哈尔滨杀医案之后,上海一些三甲医院面向医生群体搞心理培训,给医生舒缓压力。所以,现在医生自我保护意识也增强了。"[199]

"这是无奈之选,是心凉了之后的无奈。他们本来觉得自己社会地位挺高,后来觉得并不是这样,一些报道中也提到,以前的医生会说我帮你争取,虽然我会告诉你最坏的结果,但是我会为你多想一步,我会把我觉得重要的事情告诉你,除了要你签字之外,医生还会尽量为你争取,让结果更好,但是现在可能一些医生觉得安全最重要,公事公办,有时候就宁可不冒这个险,做保守治疗。"[200]

在医患双方确定治疗方案的过程中,暗藏了很多操作的余地。据医生透露,治疗方案的制定其实是有一定灵活度的:一种疾病可以用A方案,也可以用B方案,没有绝对最佳治疗方法。至于用A方案还是B方案,一方面与医生的个人经验有关:医生会根据以往经验掌握每种方案治愈概率的大小;另一方面与患者期望的治疗费用、疗程长短有关。[201]医生为了降低职业风险,采取和家属共同商量的方式来确定重大治疗方案,但是在商量过程中,医生是有倾向性的。医生告诉笔者:"医生会在商量过程中,隐晦地表达对某种治疗方案的倾向。"[202]患方是门外汉,医生为了减少被投诉的可能性,会让患者家属来选择最终治疗方案,但是医生仍然会通过隐晦地方式暗示某种倾向,这种暗示就暗藏了很多操作的余地。一方面,这种操作减少了医生的责任,由于治疗方案是和家属一起商量确定的,表面上由患者家属拍板,出了事也不能全怪医生。另一方面,话语过程中的隐晦表达和暗示是无法取证的,即使家属感觉被医生引导选择某个治疗方案,由于无法取证,事后也说不清楚。医生通过种种类似设置保障自身安全,这是医患关系恶化之后,医生群体不得已的自保之策。

既然医生比家属专业,为什么不让医生直接决定治疗方案呢?医生坦言:"因为不敢,医学有不可确定性,每种治疗方案的效果都是因人而异(由于个体差异),没有医生敢保证治疗效果,一旦由医生来决定治疗方案,那么如果出了问题,所有责任都让医生来承担,医生承担不起。"[203]

访谈中医生几乎都承认,如遇到难缠的家属,医生只好采取保守治疗以自保:"碰到有些难搞的家属,他把自己后路都堵死了,我们也没办法,只好保守治疗。"[204]"也要看患者的态度,有的患者有种渴求,依从性好,医生可能就为他多争取,有的患者,医生一句话,患者一百个疑问,医生就觉得是不好对付的人,医生觉得只要尽常规治疗就好了,一些重大的选择上,医生就不愿意冒险。"[205]

2000年左右是医患关系的转折期,2000年前的医患关系总体良好,2000年后医患关系开始出现恶化。据上了年纪的医生回忆,20世纪80年代的医患关系更好,到90年代医患关系仍然非常好。[206]"我感觉医患关系的变化(恶化)的转折点大约是在2000年以后,2000年以后医患关系开始变差,我当时毕业的时候90年代医患关系非常好,医患关系自2000年开始一直在恶化,直到现在没有变好,大多数医生的幸福指数一直没有上升,直到现在也没有上升。"[207]"1996年我刚毕业时,医患关系非常好,进病房你可以和病人随便聊天,但是现在我们不敢了,如果是老人本人的话,我们还会聊一聊,但如果是家属在,我们不敢说,说话非常非常小心的,生怕你和他说什么,他会留证据,万一老人出事,子女就来找你啊,聊天的内容他都会作为证据,大部分病人是好的,但凡你遇到一桩这种事情,对医生的影响是非常大的,有的医生就会防范一辈子。"[208]

现在医患关系已经成为某种表面平静,实际互相防范的关系。可以说,近几年并不是医患矛盾减少了,而是医生更懂得自我保护,导致医患冲突减少了。医生、医院吸取种种教训,采取种种措施,防范医患事件升级的能力大大提升,但是实际上医患问题并没有减少。在此过程中,医生更懂得如何自我保护,医院更懂得如何应对媒体和患者。所以,笔者认为,近几年来,医患关系看似缓和,实际上是矛盾以一种更为温和的方式得到了解决,而不是像十几年那样一桩医患纠纷很容易就上升为医患冲突。

2.医患沟通打好心理预防针

负面医患报道数量的减少,除了和医生的防御性治疗策略有关之外,还和医生的医患沟通技巧——"打心理预防针"策略有关。部分医生为了减少医患纠纷风险,会尽量把病情说得偏重、偏模糊,这样会降低病人的心理预期,也降低医生职业风险。"我刚工作时,有一个病人得了肺癌,病人问我他这个病可以活几年,我按照通常的存活时间告诉他是1年半,然后我们给他很精心的治疗下,他活了三年,然后他就来骂我们,他说:'你看,你说错了,你说我只能活1年半,结果我活了3年!'所以,现在我绝对不说精确的数字,把话说得越重越好,让患者做好最坏的打算和思想准备,如果他活得久一点,他反而会感谢你,现在我的做法是:一不说精确的,越含糊越好。二把情况说得越重越好。"[209]这是中国医生的无奈之举,医生在承受各方巨大压力同时,不得不学习保护自己。

医生遇到病人家属里有记者、律师职业的,会更加谨慎和回避。"我们如果听到家属中有记者、律师,我们会非常谨慎,会有更多的谈话,会告知更多的可能性和不良后果,会把情况说得更严重,然后就是签字,充分沟通之后,让家属签字。国外(美国、加拿大、墨西哥)的医生和病人的谈话主要以鼓励为主,给病人信心,但在中国不现实,因为你在中国跟他说:'这个病会治好的。'但是你没治好,或者没你说的那么好,他就会投诉你,成为医疗纠纷,所以中国医生害怕,为了降低风险,我就跟你说疾病的各种危害、讲不良后果。"[210]

医生通过给病人打心理预防针,降低患者心理预期,降低被投诉概率,缓解职业风险,从而减少了负面医患报道的数量。

3."医疗诉讼举证倒置"保守性治疗的法律原因

还有一个法律层面的原因,可能会促使医生防范性沟通、保守性治疗——就是医疗诉讼的举证倒置。举证倒置是指法律直接规定的侵权诉讼案件中,由侵权人负责举证,"证明与损害结果之间不存在因果关系或受害人有过错或者第三人有过错承担举证责任。"[211]《最高人民法院关于民事诉讼证据的若干规定》第四条规定:"因医疗行为引起的侵权诉讼,由医疗机构就医疗行为与损害结果之间不存在因果关系及不存在医疗过错承担举证责任。"[212]即意味着患者可以无证据提起诉讼,诉讼方(患者)不用举证,被诉讼方(医方)负责举证,患者诉讼医生,需要医生证明自己没有错,如果没有证据证明医生无过错的话,那医生就是有责任的。

面对医疗诉讼举证倒置,医生要做好更多的防范措施,比如更多的检查、更多的知情告知、更多的签字手续。"通过签字,以前住院就只有入院签字和出院签字,手术要签字,现在有一大堆,但凡所有有创操作都要签字,哪怕放弃治疗、放弃操作也要签字,然后重大治疗方案的制定,找家属谈话都是要签字的,有的医院有谈话室,在谈话室里有录音录像,医院也要保护自己的权益,现在导致医生文案工作大幅度增加,即使只管1~2个病人,也有一堆很厚的签字单,找家属谈话时,除了直系亲属谈话,有时候还需要和旁系亲属谈话,如果亲属分批来,每一批都要解释。"[213]

第二个比较次要的法律问题是关于病人知情权。按规定,知情权意味着要将病情告知病人本人和其直系家属,但是我国相关法律规定知情权要在"不影响治疗和病人心理的情况下告诉病人本人",法律留下的这条尾巴,让医生很犯难:怎么知道会不会影响患者的治疗和心理呢？在医疗行业内的常规做法是：一般的病,医生和病人说;重大疾病,医生先和家属说,然后和家属商量如何和病人讲。这个过程当中,医生会遭遇各种患者家庭意见不统一或家庭矛盾,比如涉及遗产,患者子女可能会威胁医生对其他家属保密患者病情,医生的解决方法就是让家属不断签字,"家属跟你说：'医生,老爸是我管的,你只跟我讲就可以了,我另外兄弟来了,你不要和他讲爸的病情。'他先要把这个房产处理了,那我们医生怎么处理这种事情？所以,我们现在的沟通、签字都是属于防范性沟通,都是为了降低医生自己的风险。"[214]

4.职称制度设计不合理

职称制度的不合理设计也是导致医生采取防范性沟通、保守性治疗的重要原因之一。医生评职称只看硬性指标,不看软性指标。所谓硬性指标是指论文、课题数量等。软性指标,是指病人的口碑,临床治疗效果。"我们医生现在评职称只看你科研成果,不看软性指标,不看你临床治疗,不看病人对你的口碑,只看你的论文、课题,个别医生职称升的很高,但是不会看病,没有临床经验。曾经还有一个医生,'文化大革命'以前是护工,没有文凭,'文化大革命'后缺医生,他经过短期培训就去当医生了,结果发现他手非常灵巧,手术做得非常好,我们很多医生自己生病都找他做手术,但是他因为没有学历,职称一直上不上去,就这样退休了。"[215]

医疗纠纷属于硬性指标,一旦发生医疗纠纷,不管这个医生软性指标多好,不论该医生临床技术有多高超、病人评价有多好,但在职称晋升中是通不过的。"只要出了一桩医疗纠纷,领导就会说：'这个人还有一桩医疗纠纷。'我们医院今年升职称,打分排名,有一个医生,资格非常老,经验非常丰富,获奖很多,博士后,还是行政主任,各方面都很好,但他的排名就比较靠后,就因为一个医疗纠纷,而且这个医疗纠纷还是2年前的,而且他本人并没有错,他其实是好意,一个创新技术,他使用在病人身上没有达到预期效果,伤口没有长好,病人投诉他,他也比较冤枉,只要出一例这样的医疗纠纷就会影响这个医生很多年,所以现在医生为了保护自己,都会尽量降低医疗风险。"[216]

医患纠纷对医生职业生涯的影响非常恶劣,而且影响深远。一旦发生一起医患纠纷,就会长期影响当事医生的职称晋升。所以,现在医生越来越不愿意冒险为病人治病,纷纷采取保守治疗的方式应对紧张的医患关系。所谓"多做多错,不做不错",医生防御性策略导致的结果之一就是表面上医患纠纷数量的减少。

三、政府层面：窗口期缩短和舆情削峰

(一)宣传通知设置医患报道议题和报道方向

政府通常采用的宣传管控手段就是宣传禁令,俗称:宣传通知。宣传通知较为神秘,在新闻行业中属于"保密级"消息,业内对记者有要求,禁止对外谈论宣传通知。"宣传通知属于机密文件,我们一般员工也看不到,这个肯定是发给总编那边,开会时总编会口头传达,我们新闻媒体曾经误传播,在微信上把机密文件传出去了,那就直接下岗,没什么可说的。

这个属于国家机密,有新闻纪律在这,是不能做的。"[217] 在笔者访谈过程中,一些不熟的媒体记者、编辑都不愿意谈及这个话题,他们只说:"这个都是发给领导的,我没见过。""宣传通知是不能给外面人看的,这是纪律。"

但是一些和笔者有多年私交的记者承认的确存在宣传通知,而且近两年来宣传通知来得越来越频繁。宣传通知大致分为两类:第一类是禁止报道的通知,即禁止媒体报道某事件。第二类是统一宣传口径。如果某一事件已经为社会周知且广泛讨论,形成了舆情,那么宣传部门会出一个统一的宣传口径,要求管辖范围内的所有媒体都按照这个官方的统一版本进行报道,不允许再私下采访相关涉事人员,不允许报道和官方口径不同的观点和意见。"现在我们媒体管得非常严,比如说,2010年我刚进媒体的时候,发生"11·15"大火,那时宣传通知来得比较晚,但是现在宣传通知来得非常快!宣传通知的核心就是让媒体不要报道某件事情,宣传通知会有很多具体处理方法,比如:避免渲染、以相关部门的权威说法为准、不能自己采访、不要报细节。"[218]

通常而言,宣传部门会指定某单位或者某机构给出一个官方口径。比如前段时间在上海发生的世外小学杀人案,最后官方口径是由公安部门出的,之后所有上海传统媒体都采纳使用了这一口径,宣告这一事件的"最终结果",且停止了对这一事件的继续报道和讨论,在某种意义上,宣传通知的统一口径就是某一社会热点事件的最终结局,宣告这一事件的报道进入尾声,至此,主流媒体不会再跟进这一事件,如此,宣传通知起到了良好的设置媒介议题和内容的作用。

(二)暗自揣测舆论引导内涵

舆论引导是近期全国舆论监管工作提出的概念,主要强调媒体对舆论的引导作用。但是怎么理解舆论引导,文件中不会有具体说明。中文词语的含义博大精深,"引导"一词有多种解读方式。媒体业界对"舆论引导"有明暗两种理解方式,一种是明面的说法,即强调媒体要传播更多真相。另一种暗面的理解,是强调媒体不再关注负面事件。

"中宣部有专门的阅评小组拿着各地媒体的报道,关于近期舆论的专报,每天报一期,向中央相关领导汇报,比如他们会拿校园性侵事件:某某媒体做了多少篇报道,对于舆论产生了什么很坏的影响,所以你不能再碰这方面话题,不能转载。现在会强调媒体对舆论的引导作用,引导作用怎么理解,就像'无限期下架'和'永久性下架',一般老百姓觉得是一个意思,但其实不是同一个意思,上层制定规则的人来看当然有不一样的意义。"[219]

(三)舆情管控的界限问题

撤稿并不一定意味着稿件内容失实,更多是防止某些敏感信息,引起舆情波动。

存在两个系统,一个是宣传系统,一个是行政系统。撤稿指令的下达是由宣传系统负责的,稿件被撤稿后,公众看不到稿件。但是另一个行政系统内部仍然可以看到稿件,有些稿件领导会做批示,批示意味着领导觉得该报道中的某些建议有用,可能会采纳落实。

这两个系统是分开运行的。某些稿件通过行政系统的上递已经被领导批示了,但宣传部出于舆论引导的考虑,仍会作撤稿处理。撤稿会影响稿件的影响力,挫伤记者的积极性。

"如果领导重视某报道当然好,有些环境类报道就被大领导批示了,比如青岛的报道、新疆的报道,但是就算大领导批示了又怎样,还是被撤稿了,中宣部先撤稿,后来领导批示拿到了,但是稿件还是拿掉了,撤稿了政府领导还是可以看到的,但是撤了稿,稿件影响力就弱了。"[220]

（四）舆论管控以堵为主

政府通常是在敏感时期设置一些关键词、敏感词,进行全网捕捉。

"我们现在有两个领导,宣传部和网信办,还有网安,就是网络警察。现在国家对媒体的管控非常全面,因为有些猜测会造成社会性恐慌,它(宣传部)就统一口径,让权威部门发信息,如果有个别记者乱讲,关掉。关掉的同时,会督促有关部门快点给口径,现在全国警方出口径都特别快,训练有素。"[221]

政府处理舆情另一种方式是用大量正面消息去覆盖负面消息。比如出现了有关医患事件的负面报道,政府会用大量该事件的正面报道去对冲负面报道,虽然网络的容量是无限的,但是当正面新闻塞满搜索引擎的前5页时,受众哪还有心思去翻阅第6页的负面报道?这样的话,就不需要再花费额外心思处理大量负面报道,这种用正面报道对冲负面报道。

（五）舆情削峰和窗口期缩短

舆情削峰和窗口期缩短导致"小的医患事件不值得做,大的医患事件做不久"。当舆情发展到一定热度时,政府会通过"削峰"控制舆情的进一步发展。比如红黄蓝事件、世外小学杀人事件、疫苗事件,通常政府采取的手段分为两步:第一步,政府先指定某一权威机构出具统一口径,比如红黄蓝事件、世外小学杀人事件由公安局出统一口径、疫苗事件由国家药监局出统一口径。第二步,向所有媒体下发宣传通知,禁止再报道该事件。很快,主流媒体被禁声,随着主流媒体退出,只剩下个别自媒体蹦跶,如果自媒体表现太活跃,网信办会进行封号。经过这一系列操作,网上关于某事件的舆情很快就被平息,等到下一个热点出现再次掀起舆情之后,上一波热点很快就被遗忘了。

在这个过程当中,会存在一个很短的时期,被新闻业界称作"窗口期"。具体而言,窗口期是指媒体对某个事件从可以报道到不允许报道的一段时间,即从事件发生的时间点开始到宣传通知下达的时间点为止。

"医患类报道留给我们的时间会短一点,窗口期在缩小,小的医患事件不值得做,大的医患事件的窗口期很短。如果是个大事件的话,所有媒体都在关注,很快炒热了起来,上面会有一个削峰,削峰就是舆论达到一定高度之后就不能再超过了,不能成为全民舆论浪潮,所以会控制在一个适度范围内。削峰有哪些形式?主要是宣传通知,不准报了,说不准报太直白了,这个是内部说法,你一定给我匿名,我们对外要求说得委婉一点,对外就说舆论引导,有个很专业的名词叫:舆情管控。控制舆情朝好的方向,朝利国利民的角度发展。"[222]

窗口期缩短和舆情削峰的双重管制态势导致"小的医患事件不值得做,大的医患事件做不久"尴尬境地。经常发生的、司空见惯的、小的医患纠纷媒体不屑做;而影响深远、对体制可能形成触动的大医患事件又做不久。重要医患事件的深度稿发不了,或者发了之后要求撤稿,一定程度上影响了记者的收入和积极性,导致近几年来,医患报道的总数在减少。以上再次表明,医患报道总数的减少并不意味着医患纠纷总量的减少,只是被报道出来的医患事件数量减少了,所以给人们造成一种"医患关系缓和"的假象。

(六)空窗期内政府、医院和媒体三者博弈

医院会借助政府力量干涉媒体负面医患报道。一般途径是这样的:医院找到媒体主管单位(一般是省市级宣传部),请主管单位下发宣传通知,宣传通知分为两种情况:①稿件未刊发时,禁止报道。②稿件已刊发,要求撤稿。

"像无锡妇幼保健医院发生院内感染,4例儿童,刚发出来几分钟就被撤掉了,但是无所谓,已经被转发出去了,这家医院也是提前找我们栏目、找单位领导沟通,我们只能给他承诺说下笔的时候很谨慎,但我们不能说这事情不做,但他们也有办法,找到地方撤稿,但是没关系,幸好(稿件)已转出去了。很多门户网站上都能看到,只是在我们自己媒体上被撤。精神病院出问题的挺多的,只是报出来的很少,或者刚报出来一点就戛然而止。"[223]

媒体、宣传部门和医院之间博弈的关键在于速度,具体路径是:在自家媒体上快速发稿—被门户网站转发—自家媒体被撤稿—门户网站上的稿件继续被转发。笔者将这个过程称为"转发空窗期":即稿件从发布到撤稿之间可能被转发的这段时期。"转发空窗期"的存在某种程度上弥补了当事记者被撤稿的缺憾,如果稿件被撤稿前在"转发空窗期"内被转发,即使在原媒体上被撤稿,受众仍然可以在其他媒体看到该报道,对于记者而言,这是维护记者职业意义的最后一根稻草。

(七)弘扬正能量报道提供解决措施

近年来,党和政府强调弘扬正能量和宣传社会主义核心价值观,政治力量联合网络技术,双力合推,迅速助推了医患报道倾向的转变。"现在即使是负面新闻,也要讲正面的点,这种变化从2013年、2014年左右开始。"[224]那么双力助推过程是如何发生呢?

首先是国家层面开始提倡弘扬正能量。"后来,媒体整个舆论环境变了,国家开始提倡弘扬正能量,那段时间有很多宣传任务,比如要做申城先锋人物的报道,一周一期,每个媒体都要报,这样的话,就占了很多报纸版面,网络上也占领了一席之地。我们还要学习近平新闻思想,对新闻精神的领会,有段时间网上很流行'最美系列':最美医生,最美养护工,最美护士,点击率很高,用大量正能量报道在网上铺开,虽不能控制负能量,但可以传播正能量。"[225]

接着,在编辑室内部,报社领导要求医疗卫生条线记者在每篇医患报道中都要提供解决措施,缓解医患矛盾,营造和谐医患关系。网络阅读碎片化,传播呈现短、平、快特点,媒体为了抢快报道,每篇报道中先报个简单事实,然后加上解决、化解途径。由于网络报道"短"的特点,相比纸质版,文本的事实占比需缩减,文本视觉上,解决途径的比重就大大加重了,阅读体验上,医患冲突的气氛渐淡,和谐医患的氛围渐浓。

某媒体医疗卫生条线记者坦言:"网络化之后,报事实是第一步,然后后面再跟进举措,但是以前在没有网络媒体的时候,你第二天看到的报道各方采访都有,现象是大篇幅的,举措占小部分。但是网络传播是碎片化的,为了抢快,我先报个事实,现在给我们记者的要求是在报事实的同时也要报化解途径和解决方法,起码保证在一篇报道中不能只有负面现象的描述。"[226]

(八)政府监督影响记者收入和报道影响力

医患报道的转向还和舆论监督影响记者收入、报道影响力有关。

舆论监管并不是通过规定报道角度来直接影响医患报道倾向的,文件中不会出现要求不准报道医生负面形象的表述,而是通过另一种间接方式进行。

前文提到过常见的舆论监管方式之一是要求撤稿(医患报道中较为多见),撤稿直接关系到记者收入。前文提到过,记者每月收入分为基本工资和绩效,基本工资很少(大约在800～1500元不等),绩效占每月收入大部分。绩效和刊发稿件数量相关,撤稿意味着工作量减少,将直接影响绩效,而医患报道属于敏感话题,这势必造成记者不愿意触碰医患话题。

有些稿件可能没来得及被转载就被撤稿了,导致稿件影响力大大降低。虽然,现在部分报社调整了规定,即使稿件被撤稿仍然计算工作量,但是若一篇没来得及被转载的稿件被撤稿的话,就无法被公众关注,在业界也得不到认可,即使被算作工作量,记者也倍感挫折。成就感是推动记者前进的重要动力,缺乏职业动力可能导致记者远离医患题材。

"2013年出差的时候有接触过医患报道,2014年开始正式做医患报道。我有很明显的感觉,我现在不太乐意去报道医生群体的负面,或者说不太想触碰这种医患负面新闻。为什么?一是因为舆论监管、舆论管控。如果报纸上出现这种医患负面报道,很快就会被撤掉,我们比较看重工作量,如果没有工作量就会很惨,就算你这个月(为了这个报道)出差了,但是如果没有工作量,就只拿很少很少的钱。如果报道没有刊发,或者刊发之后被撤下来了的话,都是。以前撤下来了不算工作量,但是现在已经开始算了。即便这样(现在撤稿开始算工作量),但是一个老记者不太关注没有影响力的报道(被撤稿),谁都希望自己的报道能持续留存下来,能够产生影响。"[227]

(九)媒体呈现和客观现实脱节

媒体报道呈现的景象和和现实之间存在脱节。负面报道多的时期,并不说明现实情况糟糕,更可能意味着这段时间舆论管控比较宽松;负面报道少的时期,并不代表现实情况变好,可能是这段时间舆论管控比较严厉。

媒体受政府严格管制,纸媒由宣传部管理,网站由网信办管理。政府对媒体的宣传通知内容可分为几种：①禁止做某个事件的报道。②禁止对某地进行负面报道。③对某一主题、事件进行删帖、删报道。

"政治性和医疗卫生还是挺有关系的，涉及地域性，比如这段时间，全国会有几个地方的任何负面报道都不可以碰，因为前段时间做得太狠了，比如中国某一个沿海一线省份，前段时间我们报社报了他们负面报道，他们宣传部过来列了一个单子，说负面报道相对集中，那可能接下来一段时间，关于该省份的任何负面报道我们就不碰了。"

四、政府宣传部层面：纵横向多重权力博弈

（一）横向权力关系博弈的异地监督

各级宣传部是传统媒体的主管单位，媒体理应自觉听命于宣传部，严格按照宣传通知行事，这是我国党管媒体方针所决定的。但是各地宣传部有管辖范围，当媒体到外省采访时，由于和外省宣传部不是上下级关系，外省宣传部无法直接管理非属地媒体。上海早期有相当部分媒体可以做异地监督报道，或许由于各地利益交换等原因，异地监督口子逐渐地被收紧了，现在很多媒体都不允许再做异地监督，澎湃是如今为数不多可以做异地监督的上海主流媒体之一。

媒体做异地监督时和异地宣传部之间的博弈非常激烈。

某记者回忆："对宣传部的感觉挺复杂的，我个人的变化，我最开始跑突发新闻的时候，头三次出差都被当地宣传部公关回来了，有禁令，被告状，当地宣传部找了上海宣传部打招呼，anyway（无论如何），失败！宣传部就是平事，有负面报道，有人过来找麻烦，他们只要平事就行了。

（二）纵向权力关系博弈的中宣部和地方政府

中宣部和地方政府的关系会直接影响到当地医患负面事件的流出。如果地方政府和中宣部关系交好，基本上，该地的负面报道在全国范围内都不会出现。如果和中宣部关系一般，各地媒体报道起当地负面新闻来自然也就没有压力。地方和中央的关系也影响着地方医患负面事件的曝光率。可见，医患负面报道的数量和当地医疗环境的好坏虽有一定联系，但和当地政府在中宣部的话语权也有关。

（三）记者个人对政府不恭维、不对立

条线记者与相应政府部门间的关系很微妙。各条线都有对接的相应政府部门，政府相关部门和宣传部之间是平行关系，宣传部是媒体上级管理部门。政府相关部门可以通过宣传部施压以管理约束媒体的新闻报道活动。因此，记者有时想要试图报道某事件，就必须想办法挣脱政府相关部门的管制，所以，在某种程度上，政府相关部门和对应条线记者之间存在微妙的角斗关系。

但是，另一方面，政府相关部门提供条线记者很多资源、信息、人脉。记者需要卫计委的结论、意见和对政策的解读。政府提供部分媒体以资金支持，某种程度上，政府相关部门又是对应条线记者的衣食父母。

现实中,记者要平衡好两者之间的关系,会采取不亢不卑的心态。既不恭维,也不对立,保持一种若即若离关系。当报道可能会影响政府形象时,记者会采取灵活策略。有时候记者需要强硬一点,但是态度强硬的同时,需要维护好和政府官员的私交关系。业界通常采用的方法是报道前事先报备相关市里分管领导;在写作方面,弱化地域概念;标题制作上,尽量保持中立态度。

记者和政府间的关系错综复杂。总体而言,可以梳理出这样几层关系:条线记者对政府相关部门的需要与摆脱;政府相关部门和宣传部之间的关系;政府部门对不同媒体、不同资历记者的差异化对待。报道的生产过程受制于以上种种关系的共同作用,任意一个环节都可能导致报道倾向上的调整与变化,甚至是流产。

五、警方层面:从袒护患者到打击医闹

警察是医患事件中的第三方,其言辞被视为具有较高可信度,常被媒体作为第三方证词采信,左右读者对医患双方责任的认定,很大程度上决定了医患报道的倾向。但是,即使是这样一个被认为具有较高可信度的证词来源,其早期立场也是偏向于患者的。

某医疗卫生条线记者佐证:"我深有感触的是,早期连警察给的口径都偏向患者,我们有记者专门跑警方条线,专门和警察核实事情,患者和医生发生肢体冲突,报警了,是患者无理取闹,警察来了解情况,看似警方是公正的第三方,但往往你听警察的意思,是不向着医生的。"[228]

医患关系早期,警察的态度是息事宁人,多一事不如少一事,多以"和事佬"的姿态出场,处理方式是各打三十大板。据"医生为抢救病人剪坏患者衣裤"系列报道,警察介入调解的结果是,医护人员自掏腰包凑了1000元赔给患者家属。一方面,警察对于专业的医疗问题知之甚少,警察不具备这个能力给出专业判断,所以,在过去,"出钱解决问题"成为警方处理医患纠纷惯例。另一方面,患者是弱势群体,警察在情感上同情患者。警察也是普通人,心理上天然倾向于患者,在处理办案过程中难免会偏袒患者。以上原因导致早期警方证词偏向患者,这也是造成早期医患报道偏向患者的原因之一。

早期,警方常将患者的医闹事件(非职业医闹)认定为医疗纠纷。医闹和医疗纠纷的性质是完全不同的。医闹的责任在患者,指患者妨碍医疗秩序;而医疗纠纷的含义是责任可能在任意一方,从警方对医疗事件的定性上可以看出警察对患者的偏袒。

某医疗条线记者回忆:"哪怕医生说:'这个患者是插队的,后面患者也是有意见的,我作为医生解释几句,让你出去,你就说我态度不好。'患者动手打医生,医生也来气,其实这算医闹,但是警方会认定为医疗纠纷,他不会向着医生。但是,事实上,患者打医生,就是对医疗环境的危害,患者和医生撕扯半小时,警察来了,把医生和患者都带走问话了,后面所有患者都看不了病,这其实危害了医疗环境,是对医疗秩序的破坏,这就是医闹啊!"[229]

记者做伤医事件报道的部分原因也是为了向当地警方施压。"有时候做伤医事件的报道,不是为了博人眼球,而是为了督促当地警方,给警方一些压力。有些地方伤医事件嚣张,可能和当地警方的态度有关。警方说这家人这么惨了,你们医院意思意思,你们给点儿得了。然后下一家也去闹。警察想以最快方式把事情处理掉,而不是以法律来处理问题,能私了就私了,只要解决就行了。2014年、2015年,甚至2016年有这么多伤医事件,和警方态度有关,警方不帮着医院,警方不重视。医院人流量如此密集,以前是打仗受伤了送到医院,现在医院变成战场了,简直不敢相信,现在医院自己要招保安了,那民警干嘛了呢?现在泄愤就这么几个地方,学校、地铁,剩下就医院了。"[230]

随着政府明确表态严厉打击医闹,警方立场也发生了变化,从袒护患者转向打击医闹。在这个过程中,警方、医生、记者三者关系处于动态变化中,动态线大致如下:早期,记者和警方均偏向患者;记者逐渐理解医生,警方仍然袒护患者;记者给警方施压;政府出手挽救医疗行业,打击医闹;接着警方开始打击医闹。警方作为第三方证人,其对医态度的转变是造成医患报道倾向转变的重要原因之一。

六、商业层面:赢利目标和品牌形象间权衡

媒体存在生存压力,需要广告投放以维系生存。目前,商业媒体生存压力巨大,整体形势处于商业指标倒挂产品内容。以凤凰网为例,凤凰网的一级频道和二级频道在主要承载内容输出的基础上,背负了不同量级的营收任务,且全站各频道在内容导向和商业导向上各有不同比例的侧重。[231]据业内人士透露,凤凰网一级频道内容导向70%左右,商业导向30%左右;二级频道内容、商业导向各占50%左右。所有商业网站几乎都是公关公司,通过提供客户渠道、流量,来增加客户曝光度。商业网站经营目的是去中介化,跳脱广告公司,直接和甲方对接,实现盈利最大化。商业力量的介入会必定对医患报道的倾向产生一定影响,这种影响主要通过以下几种方式产生。

(一)少报投了广告的药企负面消息

广告商出资投放了广告之后,媒体相应地要提供一些服务,最常见的方式就是给企业写广告软文,较为隐晦的方式是少报或者不报该企业的负面报道。部分媒体出于媒体品牌形象考虑,会提高合作企业门槛。

某媒体资深编辑坦言:"我们要求还蛮高的,我们没有和国内药企合作过,我们都是和跨国药企合作,跨国企业是比较规范的,中国药企产业规范比较差,比如前段时间的疫苗事件,还有《我不是药神》,中国都是仿制药、生产能力很差,创新能力很差,整个中国制药产业是很差的,企业也是比较散乱,规范性和跨国企业不能比,我门合作的跨国企业都是最大的几个牌子,他们的企业自律本身就很强,他们也要考虑自己的合规,他们比我们的限制还要多,第一道坎就设置了很高,好像没太接触到很矛盾的事情。"[232]

即便如此,如果合作药企发生了负面新闻,媒体出于经济利益和长期合作关系考虑,仍会选择不报道该企业的负面报道。

"主要还是广告商投广告,很多时候,我了解有的媒体是有这种压力的,比如每年要拉到多少钱的广告,这其实在媒介圈早也不是什么秘密了,很多年的事情了。有的是有些企业买版面投广告,新媒体的话有投放位,有一些媒体记者是有这样业务的,比如跑医疗的记

者需要拉药企的广告,跑地产的记者需要拉地产广告,互联网条线的记者要拉互联网的广告,作为交换,有的是记者帮该企业写软文,有的是不要报该企业的负面消息,有很多种情况。"[233]

(二)商业媒体的落井活动

媒体行业内部存在着一种相当恶劣的隐蔽盈利手段——"落井活动"。所谓"落井活动"是指媒体专门收集某企业的负面资料,以此威胁企业购买巨额广告版面,如果企业购买了广告,该媒体就不再报道该企业的负面报道。

"大概在2013年左右,我曾经接到《××报》的消息,意思是要针对我们公司连做三期头版头条的负面报道,要我们自己看着办,意思就是让我们花钱买它们的广告。后来我们公司出了800万元一年的广告费解决了。"[234]

落井活动在商业媒体圈中特别普遍,甚至党媒为了盈利偶尔也会做。[235]参与落井活动的媒体会专门找一些高利润行业,比如药企、车企、地产公司。

"很多媒体都会出现这种情况,利用企业的负面报道要挟企业投广告,这个是普遍现象,这个绝对是普遍现象。这种行为在业内叫做'落井活动'。党媒也会做,只是央媒、党媒可能相对会少一点,纯商业化媒体多一点。我就往死里写,等你来招安我,给钱投广告、删稿。因为编辑的日子也不好过。党媒的话,少一点,100个事件里有1、2个吧,不然公信力就没了,度要把握好。这是个普遍现象。"[236]

地方性媒体的落井活动会更频繁。因为地方性媒体的生存环境更加恶劣,而地方性媒体的影响力却有限,为了生存下去、生存得更好,就会采取这种方式以求盈利。

落井活动涉及到的药企如果给钱爽快,自然其相关的负面报道就少;如果药企不愿意花钱消灾,那么其负面报道就多,商业力量透过此种方式间接影响着医疗报道的倾向和数量。

(三)负面报道和品牌形象间的权衡

商业盈利也有一定界限。当某一企业出现负面事件,商业媒体首先会评估其负面事件的严重性,如果负面事件性质严重、影响广泛,商业媒体出于品牌形象考虑不会承接这类广告。

"如果是做实了的负面报道,比如问题疫苗案,你给多少钱,我们也不发的,凤凰担不起这个责任。优先考虑的是我们凤凰自己的品牌形象。"[237]

"如果完全站在企业这一边去发声,得罪了政府,那肯定不行。如果和政府利益有冲突的话,我们是不会碰的。做实了的很负面报道,我们也不会碰,任何一家媒体都不会发。"[238]

七、舆情层面:媒体利用官方回复引发舆情讨论

(一)舆论对医患报道选题的价值

公众比较关心的问题会更受媒体关注,特别是普遍性的、全局性的问题,会成为媒体考虑选题时的优先选题。记者、编辑在寻找新闻线索过程中,会优先考虑微信微博上的热点话题。《人民日报》副主编告诉笔者:"舆论对选题肯定是有影响的,我们会选择老百姓中呼声比较高,能够反映人民疾苦的一些问题,我们的报道价值也是体现在这里,是一些普遍性的,全局性的问题,其影响范围、程度都是我们选题价值的来源。我们不会无视公众诉求,也不会迫于舆论压力,只会依照事实的是非曲直来报道。老百姓关注的,特别是普遍性的,全局性的问题,都是我们报道的重点。"[239]

"如果一件事情公众关注度高的话,媒体会关注,但是根据公众的观点、看法、倾向来调整媒体报道倾向的话,这种情况在澎湃是不可能存在的。"[240]媒体天然具有追逐舆论热点的倾向,舆论热点成为媒体选题来源的可能性极大。

(二)利用官方回复引发第二波舆情讨论

专业性原则要求媒体在新闻报道的写作过程中,把意见和事实分开,要求媒体要保持客观中立,避免用媒介观点去影响受众立场。但是,在实际操作中,记者可以在不违背专业性原则的前提下,通过一种隐匿操作左右受众立场,那就是利用官方回复去引发第二波舆情。

这种操作需要符合一定条件,当某机构、组织对某一热点事件的回复表现敷衍、缺乏诚意、逻辑有误或缺乏说服力时,记者会故意利用这种糟糕敷衍的官方回复去引发第二波受众舆情。

在此类报道的文本写作中,记者会在前文铺垫较多当事人、旁观者的夸张、愤怒、离奇的说辞,然后在文末出现官方简单敷衍的回复,两者形成鲜明对比和冲突,激起公众对官方敷衍态度的不满情绪,激发产生爆点,掀起第二波舆情。

"医院给了情况说明之后,记者还能去做进一步的采访和调查吗?是这样的,如果他们给了一个不可信的、可笑的回复,那网友会去挑刺,说这个回复理由非常蠢,这就会形成第二波舆情。有些是媒体故意的,舆情会自发产生第二波舆情。"[241]

"后来很多机构、有关部门都学乖了,大家都越来越懂了,这种案例都是作为负面案例讲授的。记者遇到这种情况,就躲在一边看好戏了,我已经给你说话的机会了,你自己要把火往身上引,那媒体就没什么好说的了,让网友来评论吧。"[242]

党管媒体的国情下,媒体很难主动倒逼政府去做些什么,借助公众舆情的力量不失为媒体剑走偏锋之策。结束一个热点事件的讨论通常是由政府的统一口径来完成的,政府对一热点事件给出官方口径,媒体就不能再深究。公众却是容易被煽动的,公众"是坐在最后一排的观众"[243]乌合之众[244]。公众喜怒无常、情绪化,喜新厌旧、不团结、易被操纵,并总自认为无所不知、高人一等,或是置身事外。所以,媒体要做的就是挑起公众情绪,媒体则躲在公众背后,让公众成为矛头,来推动事件的进一步发展。

第七节 医患报道倾向转变与社会系统层次框架

本小节从技术和文化两个层面,围绕核心问题"技术和社会文化如何影响了医患报道倾向转变"展开讨论。本小节讨论了技术如何作用于编辑室的新闻生产规则,从机制层面改变了医患报道的倾向;地域文化、政治文化、人情关系的交织与医患报道倾向的改变有着何种内在关联。

一、技术层面:微信微博改变医患报道倾向

从读报到读手机,媒介技术的升级一方面倒逼媒体建立第三方核查机制,另一方面又改变了新闻线索来源和记者的薪酬标准。此外,还促使政府加快反应速度,完善了应对机制。这一系列影响促使医患报道倾向发生了转变。

本小节将从四个层面来论述技术对新闻生产过程的影响:①技术改变了编辑室生产规则。②技术改变了媒体行业业态。③技术改变了政府应对机制。④技术改变了受众阅读习惯。

(一)技术对编辑室生产规则的影响

1.微信微博改变了医患报道倾向

微信、微博传播迅速,大大缩短了医患事件从发生到被报道的时间,各家媒体为了应对报道速度的提速,改由医疗卫生条线记者代替群工部/社会部记者处理医患投诉。

在纸媒时代,医患投诉均由群工部/社会部记者负责(大部分媒体将各类投诉事件划归群工部负责,小部分媒体划归社会部负责),群工部/社会部记者负责跟采社会各类投诉线索,不专门对接某一条线。由于群工部/社会部记者平日和医院没有联系,若接到一起医患投诉,群工部/社会部记者通常会通过网络查找医院相关部门电话或医院总机,致电医院进行采访,或是直接上门采访。

医院和群工部/社会部记者平日没有接触,面对陌生记者来访,医院是非常谨慎的,通常不会贸然接受采访。据记者回忆,大约在2010年,医院工作人员媒介素养普遍不高,对媒体有抵触心理,如果医院总机接到记者电话,会直接回答:"我不清楚,不知道发生了什么"来搪塞记者。同济医院宣传处副处长王啸飞也可以佐证这一点,他说:"我从来不接受任何电话中的记者采访,一、我无法确定他的身份。二、电话中,记者可能会录音,然后有可能将我的话断章取义播出,然后引起歧义。这类事情以前都发生过。"医院对陌生记者不信任,群工部/社会部记者的这种"贸然上门"式采访常会无功而返。

这种情况在纸媒时代还不是一个大问题,纸媒最多一天出一期,更多事件细节可以在第二天报纸中补充,纸媒年代这类患者投诉的报道即使缺少医院的确切说法,文末通常以一句"已致电医院,医院称不清楚该事件"就收篇了,由于当时各家媒体都这么做,也就被行业内普遍接受。

但是,到了自媒体时代,微博微信的传递速度大大加快,几分钟前发生的事件,几分钟后就被上传朋友圈,这一变化倒逼主流媒体必须加快速度挖掘出事情真相。于是,"快速找到事实"在新媒体时代被媒体奉为圭臬。

如何能快速找到事实?重新调整采访人员是编辑室采取的应对策略,改由医疗卫生条线记者来代替不熟悉医院的群工部/社会部记者,可以更快地收集到更多细节和事实。医疗卫生条线记者和医院宣传部门、通讯员保持长期联系,有些甚至有长达几十年的交情,这种关系已经远远超出工作关系,更多是朋友。在中国,人情的重要性毋庸置疑,群工部/社会部记者打一天电话联系不到的人、了解不到的内幕,条线记者利用医院人脉可以轻松快速获得。

条线记者和条线关系之好,在笔者访谈记者过程中屡屡被提及,《澎湃新闻》记者坦言:"这个不是秘密,不单是医疗卫生条线,科技、政治、经济条线,所有条线的记者都和条线关系好。"[245]某三甲医院宣传部门负责人佐证:"我和记者朋友关系非常好,我最早的一个记者朋友已经有超过 20 年的关系了,我们经常联络,互相帮忙。"[246]多年交情积淀下,记者老友若来了解个患者投诉情况简直易如反掌。

条线记者和条线的关系过于亲密,在媒体行业内也会被贬责。《新民网》医疗卫生条线记者坦言:"我们领导经常说我们'屁股坐歪'了,言下之意是批评我们条线记者总帮着医院说话,认为我们条线记者不够客观、公正。"[247]条线记者倍感委屈,认为不是自己屁股坐歪,而是自己比领导更了解医院情况,更能体会医生的不容易。

作为研究者从旁观者视角出发,旨在勾勒出这样一种弥漫在医疗条线记者、医院、编辑部之间的纠缠关系,这种关系带有明显中国式人情色彩。笔者想强调的是,记者和医生两群体之间不乏利益交换,但这种利益交换普遍存在于中国式人情关系中,几乎所有类型的中国人际关系中都存在,笔者并非想用道德标准评判这种关系,而是想指出,这是一种普遍的带有中国人情特征的关系,而这种关系深刻影响到了医患报道倾向的转变。

医疗条线记者坦言:"比如有人说某医院有偷孩子的,网友看到了,传来传去就会有人在网上说:'有人在医院里偷孩子哦!'这个事情以前就是社会条线记者去采。因为条线记者会觉得这和医疗没有关系,只是发生在医院里一件事,就不会跑这个新闻。社会记者采这条新闻时,就不从医院的角度去考虑。但是现在是新媒体了,已经打破了记者之间的分工,没有说这个是社会记者该跑的,那个是条线记者该跑的,界限没有那么明确了,新媒体出现之后,因为条线记者和医院熟啊,为了抢快,让条线记者直接去问问医院有没有这回事不就行了,就不用社会记者打电话去医院总机,再找宣传科呀,社会记者又不认识谁,所以不会再出现'我是接电话的,我不知道这件事情。'现在就我直接去问,我熟悉的医院知情人就说这是个误会。作为条线记者,我能快速找到知情人,快速找到真相,我非常了解他说话的可信度,不会像社会条线的记者怀疑说:'他是不是骗我,掩盖事实哦。'因为新媒体求快,所以改变了记者内部的分工,呈现出的报道结果也就不一样了。我感觉就是传播途径的变化在推着我们往前走。"[248]

新技术的出现改变了医患报道的倾向。为了应对新媒体快速求取新闻事实的要求,编辑室调整采访人员,由群工记者调整为医疗条线记者采访患者投诉案件。在纸媒时代,这类患者投诉案件由群工记者负责采写,由于群工记者不熟悉医生群体,缺乏消息来源,导致报道中医生、医院常常缺席,使得报道倾向偏向于患者。如今,医患投诉事件改由医疗条线记者采访,由于医疗条线记者和医院关系良好、条线记者熟悉医生医院情况,条线记者可以获得更多医患事件细节,而且由于事件细节由医院提供,往往说法有利于医院和医生群体,导致医患报道的倾向偏向于医生。

可以说,技术改变了生产方式,也改变了生产结果。技术打破了原先编辑部人员分工界限,推动记者、编辑转变原有工作方式,结果导致同一报社、同一部门对同一事件采写的医患报道转变了倾向。需要指出的是,这种转变不是主动进行的,而是被技术倒逼的。

2.从"无图无真相"到"有图也无真相"与第三方核实机制

媒介技术的发展倒逼建立第三方核实机制,这一机制的建立与医患报道倾向的转变有着内在关联。当媒体因技术发展而遭遇无数次试错之后,倒逼媒体进行机制升级改革,可以说,媒体机制的升级改革,是媒体人逐步探索出的结果。这是一个新陈代谢过程,人被技术推着前进,在这个过程中,人们并没有事先想好各种应对措施,等着新技术一上线,一切就能展开新篇章。相反,新技术的出现导致了很多意外状况,倒逼各方慌乱调整姿态应对新局面,这种调整不是主动的、从容不迫的,而是被动的、措手不及的。

技术倒逼媒体进行第三方核实,这个过程可以描绘为从"无图无真相"走向"有图也无真相"。在BBS(论坛)"无图无真相"阶段,奉行"有图有真相",意指只要报道配了图,大家就相信这是事实。5年前,PS技术逐渐普及,出现了众多手机自带简易版P图软件,P图这一原本较专业的技能,开始逐渐被大众普遍掌握,结果出现了很多"假图"。如今,随着美颜相机、美图秀秀、Faceu激萌等手机拍照修图软件的流行,每个人都可以瞬间变脸。P图技术变得越发简单,打开软件,导入照片,按钮操作,立马完成裁剪图片、放大缩小、美白瘦脸、小眼变大、睫毛变长等以往需要复杂技能才能完成的操作。

手机的具身性还打破了技术使用的时空限制。电脑时代,需要先在网络上找到软件资源;然后在电脑上完成下载、安装;再去论坛自学教材,还必须在电脑上操作输出,技术的使用上有相当的空间限制。手机客户端随时随地可以完成手机软件下载,在通勤、吃饭、开会间隙,人人都可以随时随地用手机操作P图软件。手机P图技术的简捷性和跨时空性,让新闻报道进入了"有图也无真相"时代。

"有图也无真相"倒逼媒体建立第三方核实机制。媒体在一次次试错过程中发现原先操作方式存在漏洞。原先,部分媒体为了抢快发布,对突发新闻的处理是只采提供新闻线索的那一方,通常不会向第三方核实,结果造成了很多失实报道,媒体尝到了苦头,被迫寻求解决方法,于是向第三方核实的机制开始被建立起来。第三方包括政府部门、专业机构,比如医患纠纷中的第三方是卫计委、警方,火灾案件的第三方是消防部门,凶杀案件的第三方是公安部门。

"以前比如着火了,记者到现场看到有火,就可以出稿子了,有时候火势很吓人,但可能并没有伤亡。现在的话,如果看到着火了,规定先要和消防部门核实下有没有伤亡情况,要采两方。原来只要采一方就可以发了,后来不行要采双方,领导说:眼见不一定为实。还比如网上会发几年前的火灾现场照片,或者是异地火灾照片,刚有了微博那段时间,抢新闻抢得很严重,看到了微博上的东西,大家就去写稿子了,写:'网爆什么什么',没有核实,类似犯了很多错,传播了很多谣言、假新闻,走了很多弯路。还比如下雨了,微博上就有人发哪里被淹了,但是照片是其他省市的照片。所以,微博时代,有图也未必有真相了。那就需要去和第三方有关部门核实。一次一次试错过程中,媒体发现了(原有操作模式不行),媒体的操作模式开始发生改变,这就是传播方式的变化对媒体生产过程的影响。"[249]

媒体核实机制的确立又倒逼着第三方部门快速建立回复机制。"也就是因为速度快了,有关部门的回应也越来越快了,就因为我们记者老是去问有关部门,有关部门就发现,哦,我不但要回应这个媒体,还要回应那个媒体,就逼着有关部门建立常规回复机制,技术革新后,倒逼媒体、有关部门不断升级机制建设,为何公安都有微博微信呢? 这就是出口径的地方。媒体发现:无图无真相——有图有真相——有图也无真相之后,不断试错,不断试错,无数次谣言之后,媒体就要求向第三方有关部门核实,导致新闻生产也发生了变化。"[250]可以说,第三方核实机制的建立从源头遏止了医患领域的假新闻,也是导致医患报道倾向转变的原因之一。

3.流量纳入绩效标准影响医患报道倾向

技术还改变了传统媒体记者的薪酬标准。2009—2010年微博出现伊始,新媒体发布新闻速度远超传统媒体,传统媒体一方面急于抢占网络阵地,另一方面又不知所措,恐慌情绪迅速发酵。慌不择路,相当数量的传统媒体将流量与记者绩效工资直接挂钩,甚至部分媒体以网络流量作为记者唯一绩效标准,以刺激业绩。某些记者为了抢夺流量,僭越新闻专业主义,开始疯狂抢新闻,编造骇人听闻标题、夸大新闻事实、避实就虚,结果导致该时期谣言、假新闻泛滥,新闻内容低俗化、片面化、极端化。

记者基本收入非常低,据澎湃新闻记者透露,其基本工资每月只有800元,剩余收入全部靠绩效,而唯流量至上的绩效标准,引导记者尽量刊发流量稿。

"曾经有段时间就只看流量,大概在微博刚出现的那个时候,一个精神病在人民广场裸奔,这种稿子流量肯定高,但是不好啊。微博、微信出现都是很重要的节点。微博、微信改变了记者行业的生存状态。"[251]

"流量对记者意味着什么? 和考核有关,以前有段时间考核只看流量,对记者的绩效考核都是看点击率的,我们后台会有流量数据,一条新闻的点击率多少、阅读数多少。点击率是指App上的,阅读数是指微信上的……不管你点开来看没看,你点了就算一个点击率。"[252]

唯流量至上时期,标题成为吸引读者的重要因素。不管读者有没有读完整条新闻,只要读者点击一次,哪怕直接返回主页面,后台也会记录一次点击率,所以,标题的吸引度成为重要因素。

对流量稿的追求促使媒体为了获取读者点击率,不问稿件质量,一味迎合受众,忽略社会责任。2010年左右,只有医生负面出场的报道才是受读者欢迎的报道。那段时间,媒体集体妖魔化医生,医生被网民形容为"白衣恶魔"。2009—2012年那段时间里,读者一片倒地骂医生,媒体为了迎合读者喜好,医患报道明显偏向患者,医生几乎都是负面出场,"那个时候很少有媒体敢说医生好"《新民周刊》资深编辑说:"在医患关系最不和谐的那几年里,媒体不敢得罪读者。"[253]

2010年的"缝肛门"、2011年的"八毛门",这一时期,医生负面报道达至顶峰,也恰是微博(2009年)、微信(2011年)上线大约1年至1年半左右,正是在这一时期里,很多传统媒体以流量作为记者唯一绩效标准,两个时间段不谋而合,可以说,记者绩效标准的改变与大量医生负面报道的出现存在内在关联。

唯流量至上的绩效标准大约持续到2012年左右结束,之后媒体放弃了唯流量至上的绩效设计,逐渐恢复"流量+质量"的绩效路径上来,逐渐回归理性。

"现在,流量是影响力的指标之一,还有有关部门的反馈,沪上某媒体做过一个关于短缺药的报道,李克强总理作了批示,要求加快替代药品的生产,这个就是报道影响力。绩效主要就分这三部分:一是点击率/阅读数;二是报社领导的评价;三是同行认可度。如果新华社转载了你的稿子,也是影响力表现之一。我们部门领导主要就做这个,记者每个月报自己报道的流量给部门领导。"[254]

"大概有一年到一年半左右的时间唯流量论,后台流量上一千的打10分,上万的打15分、20分。现在还看稿子的价值,用心去做的稿子,即使流量不高,也会打高分。有些稿子信息性强,信息性强点击率就会高,点击率高流量也会给你打高分。"[255]

"我们记者的绩效是一个综合评价,一个是有形的工作量,主要取决于报道的篇数、篇幅和位置,这个指的是纸质报纸。第二个是无形的绩效,我们记者的报道能否推动问题的解决、制度的完善、机制的健全,从而提升党报的传播力、影响力、引导力和公信力,比如说,一个事情得到了国家领导批示,得到了解决。"[256]

对比2010—2018年以来记者的绩效标准和医患报道倾向间关系,会发现两者存在某种内在联系。当绩效标准是"唯流量"设计时,医患报道倾向大多为黑化医生,偏向患者;当绩效标准是"流量+质量"设计时,医患报道倾向开始回归理性,偏向医生。

(二)技术对媒体行业业态的影响

1.早期媒体抢快发布恶化医生形象

早期,媒体抢快发布恶化医生形象。媒体行业的核心在于时效性,网络时代难以获取独家情报,媒体在内容上难分胜负,唯有在时效性上进行比拼。

但是,医院出口径的速度往往却较慢。医院行政岗位大部分由医生兼职,"这样会有些额外的行政岗位津贴。"[257]医院处理医患纠纷的宣传部门、医疗纠纷处理部门的工作人员很多都是医生,他们平日需要坐门诊,不坐门诊的时候才兼职坐班,加上医院内部处理医患纠纷流程繁琐,限制了医院发布口径的速度。

"医院其实不愿意和媒体打交道,因为医院觉得我自己都还没搞定,跟你说什么,你要把这些老专家召集起来,把当时的事情搞清楚,大家都很忙,医院里处理医疗纠纷的工作人员白天也是要看门诊的,他们是医生,不是全职搞行政的,如果出这么大一个事情,处理医疗纠纷的医生门诊也不看了,那也不行。如果门诊不看了,也要找人去顶班,如果不看门诊了,预约的病人过来,怎么办?还是要吵啊,即使你安排了其他医生顶班,病人还是要吵啊,我要看的不是这个医生,所以总是有很多事情(要处理),医院总会慢一拍。"[258]

早期,医院处理医患纠纷速度拖沓。由于医疗纠纷处理流程繁琐、行政人员兼职等原因,导致早期大部分医院在事发之后需要相当一段时间才能给出口径,那就意味着需要媒体等待。

媒体将时效性奉为圭臬。如果有一家媒体在医院没有给出口径的情况下发了稿,那就意味着捷足先登,获取了首批阅读流量。由于受众不倾向持续关注某事件报道,热点新闻周期一般不超过一周,一旦一家媒体发布,则意味着这则新闻进入了7天热点倒计时,那么晚发布的媒体就失去了首发关注优势。

早期部分媒体为了避免自身陷入后发失势的被动境地,可能会在医院没有给出统一口径的情况下就抢先发布。由于缺乏医院说法,容易给读者造成"患者无辜""医院无良"的印象。社会心理学首因效应理论指出"第一印象"会长远地影响人们对某人、某事件的总体印象。再加上,读者注意力有限,即使媒体在后续补充报道了该医院口径,但由于此话题已过了热点期,受众转移了注意力,可能不再关注后续报道,最终酿成祸端,恶化了医生形象。

2. 更迭式报道导致对报道的片面理解

更迭式报道是网络技术产生的一种新型报道方式。它是指通过超链接附录文后的方式报道一个完整的新闻事件。更迭式报道产生的后果是使得受众对于一个事件的了解变得片面化,容易导致对事件的一知半解,甚至是误解。

移动媒体时代,新闻线索传播速度越来越快,一个事件线索,很多媒体会同步获得、同时跟采。各家媒体为了抢快抢先发布,会把手头上不完整的信息先发布出去,以求获取首批受众的大流量,从而拔得头筹。网络信息爆炸,受众阅读模式呈现碎片化,更迭式报道无疑使情况雪上加霜。假设,人们在阅读完了一篇缺乏医院声明的医患报道之后,可能会对医院、医生产生不良印象,即使媒体后续以更迭式报道形式发布了医院声明,但是又有多少受众会点击原文下方的超链接进一步阅读?

更迭式报道存在的另一个问题,就是会导致网络报道显得琐碎。一个事件,每篇报道只提供一小部分信息,只有阅读文后附载多个超链接,才能了解到完整事件的前因后果。"新媒体时代,一个事件发生会有很多媒体跟,更迭式报道有好处也有坏处,好处是它能随时更新,能够让读者了解更新的情况,坏处是容易显得琐碎,不连贯,不成体系。"[259]"很多新媒体都有这个问题,网站和 App 没有版面限制,随时可以发稿子,所以就像挤牙膏一样,有一点新闻就发上去,每次只发一点点。它有好处,好处就是可以做新闻合辑,从一开始到最新的报道都可以连在一起,坏处是容易显得琐碎。"[260]

产生更迭式报道的原因有两方面,一方面是新媒体移动技术大大增加了各种信息被呈现的机会,导致信息爆炸。另一方面是人们的注意力通道容量有限。认知心理学关于注意力的"衰减理论""过滤器""后期选择""多阶段选择"等理论均预设人类大脑加工能力有限。[261]有限注意力面对爆炸信息,导致人们关注某一热点的注意力减少,受众注意力的迅速转移倒逼媒体为了吸引受众,更快速地更新信息。"这种形式大部分记者未必喜欢,但是没有办法,现在整个新媒体行业风格、操作方式如此,大家对一条新闻一拥而上,没法避免,现在是注意力经济时代,对一个事件的热情有限,热点很快,两三天一个热点就翻过去了。"[262]

3.技术"自然论"假设

新媒体技术传播的快速性,加速催生了省市级宣传部的应对机制。在纸媒时代,由于信息传递速度慢,报纸一天发一期,加上报纸需要实物传递,传播空间受限,舆情形成速度自然也较慢。此外,由于纸媒时代人际传播地域空间受限,大部分情况下,人们只和面对面的人谈论某话题,因此社会上很难广泛形成某一事件"全民话题"程度的舆情,宣传部的应对反应也自然较慢。"BBS(论坛)时期之前,如果发生舆情,宣传部一般一周出宣传通知,后来提速到1~2天出宣传通知。"[263]新媒体技术出现,导致舆情发生的概率加大、速度加快、范围增广,倒逼政府应对舆情效率迅速提高,"自从有了微信,事件发生1~2小时,宣传通知就下来了。"[264]伴随宣传通知下发的速度提升,"空窗期"从原来的1周变为1~2小时,新媒体技术的升级缩短了媒体可自由报道的"空窗期"。

媒体为了在越来越短的空窗期内抢发新闻,不得不加速提升采访、写作、发布速度。可以说,媒体的提速一方面是因为同行、自媒体的竞争,另一方面也是和政府的竞跑,看谁能跑得更快,看哪家媒体可以在宣传通知下来之前发布新闻,赚取足够流量,看哪家媒体的子弹可以先飞,飞得更久。

于是,整个新闻生产流程在急速压缩。首先,新媒体技术的升级产生了自媒体,自媒体的活跃加剧了媒体行业竞争,媒体行业竞争倒逼传统媒体调整策略快速应对。然后,媒体行业的快速应对和移动媒体技术的普及导致舆情快速发酵,舆情的快速发酵引燃了政府焦虑,倒逼政府升级应对策略加速出手控制场面。最后,政府应对提速倒逼媒体更快速行动,突围空窗期。

如果把主流媒体、自媒体、政府比做流程循环上的三个加速器,那么新媒体技术就是源动力。技术这只看不见的手,从源头推动了整个流程进入启动程序,接下来的运行不再受技术控制,流程自发运行、提速。整个流程持续加速运转,主流媒体、自媒体、政府这三个加速器互相牵制,一个加速,带动两外两个提速,每一方都力图超速另两方。每个加速器都在不断加速,不断加速,结果导致整个流程越转越快,越转越快。

新媒体技术启动了流程,而流程上的三个加速器自发进入运转且不断自我提速。哲学"自然神论"思想认为上帝创造了宇宙和它存在的规则,在此之后上帝并不再对这个世界的发展产生直接影响,而让世界按照它本身的规律存在和发展下去。"自然神论"(deism)思想区别于传统一神论(theism)思想的主要之处在于,"自然神论"强调上帝创造了宇宙之后,又"抛弃直接影响"世界。技术也存在"创造启动"和"抛弃直接影响",技术的"创造启动"比较好理解,是指新媒体技术的出现启动了媒体和政府的运行。"抛弃直接影响"指的是技术一旦启动流程,整个过程就自发运转下去,技术不再产生直接影响,而是由过程中涉及的几方(媒体、政府)互相角力、纠缠、互动,直至产生质变。从这一层面而言,技术具有

"自然论"特征。

二、文化层面：地域文化、政治文化、人情关系的交织

（一）地域文化：南方系报刊医患负面报道

医患报道的倾向和地域文化有一定关系。研究发现，南方系报刊对医患关系的负面报道最多，上海地区媒体对医患关系的负面报道明显较少。

南方系代表媒体《南方周末》医患报道以负面倾向占比最多，中立倾向报道次之，正面倾向报道占比最少。质疑揭露型框架是《南方周末》医患报道的主导框架。[265]

广州媒体的报道环境相对大陆其他地区较为宽松。各方对南方系的评价呈两极分化。正方认为南方系作为党办媒体，批判现行政治制度，为市场经济和民主政治摇旗呐喊，勇于揭露社会现实，关注底层民生议题和诉求，揭露官场贪腐及潜规则，以及对社会不公的大胆抨击，代表了社会的良心。

反方观点则认为南方系报道失实屡有发生，在许多问题上故意表露与主流相悖的观点，有哗众取宠之嫌。

南方报业的敢言作风与其地域文化不无关系。南方报业所在的广州与香港一衣带水，受港文化影响，呈现出务实、包容、杂乱、多彩的文化氛围。

而上海媒体普遍比较稳重。"上海媒体尤其严，特别听话，南方系可以做异地监督，上海宣传部明确规定不可以做异地监督。上海媒体的国内部很多都萎缩了，国内部本来是做异地监督。前段时间，外地发生了类似世外小学杀人事件，上海媒体都不会去报，上海所有媒体都是如此。"[266]

行事风格上，上海媒体较为小心翼翼，与上海人谨慎保守性格有关，上海人待事认真仔细，凡事不敢为先，倾向规避风险。"南方周末一直敢说敢言，舆论环境比较宽松，其实也是党媒，他也不敢说反党反社会的话，只是尺度上比较大，原则上拥护党的，小事情上监督下，可以报道同性恋、艾滋病。但是上海的媒体觉得这个事情不太好把握，就不报了。"[267]

（二）政治文化："表面"和"里面"

中国文化有一种营造表面和谐的倾向，体现于政治文化中，负面问题只可通过私下解决，不能放到台面上公开讨论。这和西方文化区别很大，西方自古希腊以来，就有公开辩论公共事务的传统，沿袭至今，西方媒体可以公开探讨不同政治观点。医患报道的书写在上述政治文化和新闻专业主义两者之间寻求平衡点，从而呈现出矛盾割裂化特征：前文提出问题，结尾高唱赞歌；前文剖析问题，后文挖掘正能量。

"表里分裂"的文化特征作用于新闻价值的判断标准上，媒体首先要考虑该话题是否会"抛问题"给政府，如果某个话题可能会给政府添乱，传统媒体会自觉避开"雷区"。所谓给政府添乱一般是指可能会引发公众恐慌、社会不稳定，或者是该话题暂时缺乏解决策略。

"有些事情不太好和公众讲，讲了会有反效果，比如艾滋病人养老问题，媒体就不好做，媒体也提不出解决方案，那不就等于给政府抛问题，给政府抛问题可以的，有内参的途径，

但是不适合对公众讲,对公众讲就会引起恐慌,普通人养老问题还没解决,艾滋病人的养老问题又提出来了,那又是不稳定因素了,媒体就是(给政府)添乱了。适不适合对公众讲,也是媒体评判新闻选择的标准之一。"[268]

不能公开报道,并不意味着不能报道。敏感话题尽管不能公开报道,但是可以通过内参的形式呈现给政府高层。这是政治文化追求表面团结和谐的体现——问题只可以通过私下途径解决。

"写内参也是记者工作的重要内容。在采访过程中,记者会遇到一些具有新闻性的话题,但这些话题可能并不适合公开报道,且事关重大。此时,记者可以通过更加深入的调查,撰写内参——一种特殊形式的深度报道,不仅要展现事实的面貌,还要适当提出解决问题的合理建议。"[269]

但是,也有新闻业内人士不接受笔者这种观点,认为内参只是一种将信息和民意更有力度直达相关部门的方式。笔者认为将不方便对公众公开的信息私下传达给相关部门,其实还是出于维护面上和谐,以避免引发公众焦虑情绪。

近年来,国家明确要求媒体弘扬正能量,减少负面新闻曝光度,这项宣传导向更加强调媒体维护团结,稳定社会意识形态的责任。可以说,近两年医患报道数量减少、正面报道增多也与此种政治文化倾向有关。

(三)人际关系:人情和权力

政府相关部门对不同性质媒体态度是有差异的,这种差异涉及到媒体话语权的大小和政府与媒体间人情关系的远近。

政府部门对传统媒体既厌烦又想拉拢。一方面,媒体掌握着话语权,在一定程度上可以监督政府部门。另一方面,政府部门掌握着媒体需要的线索资源和人脉资源,媒体又不敢得罪政府。双方既互相需要,也互相制衡,关系相当微妙。

"政府相关部门会有人直接盯着我们几个记者,每天拿到这个报道,他们会很紧张,他们有我们微信,但是他们有问题不会直接和我们说,他们会和领导说,和我们主任去沟通:'诶呀,怎么会写了这篇报道呀,这个报道有点负面啊,什么什么的。'他们态度还是很客气的,毕竟我们不是上下级关系,他们态度还是很好的,会来咨询,会问领导说:'线索是从哪里来的呀? 我们会做整改之类的。'因为深度报道只能写问题,歌功颂德写不了深度报道,偶尔也会写,配合重大政策发布的时候也会写,但是比较少。平时的报道还是问题导向的多。"[270]深度报道大部分是负面报道,由于只有宣传部对传统媒体有管辖权,其他政府部门对传统媒体没有管辖权,报道涉及的相关部门对媒体敢怒不敢言。

此外,人情关系还体现在政府部门对待各级媒体的态度上。通常,政府部门对党媒比较客气,以上海为例,解放、文汇、新民是媒体行业的江湖大佬,这三家媒体即使报了某行业负面报道,政府相关部门态度还是比较客气的。但是,如果是市场化小报报了某行业、领域负面报道,政府相关部门态度是较严厉的。究其原因,和不同性质媒体掌握的话语权大小有关。党媒需要承担政府的大量宣传任务,是政府的吹鼓手和左膀右臂,政府需要党媒在重大事件上为政府引导舆论,摇旗呐喊。政府各部门平时有求于党媒,自然对它们也比较忌惮和客气。市场化小报话语权小,对政府的作用有限,小报报负面新闻在政府看来无异于犯事。

还涉及政府部门和宣传部之间的关系。政府部门和宣传部之间的关系远近会影响某行业的负面报道状况。当某行业负面报道比较严重时,主管该行业的相关政府部门可能会拜请宣传部出面帮忙处理。前文提到过,其他政府部门和宣传部之间不是上下级关系,能不能请动宣传部帮忙,要看该部门和宣传部之间的关系而定,出于官场人情,通常宣传部会帮忙,但若部门和宣传部之间关系一般,部门也会掂量请求宣传部的必要性。

官场人情关系可间接影响某行业的舆论氛围,通过管控或放任某行业、某领域负面报道,可大致左右该行业、领域的舆论氛围。总之,人情关系涉及各部门话语权、部门一把手之间的私交关系:话语权大的部门处理起负面报道来比较快捷;话语权小的部门处理负面报道比较慢。和宣传部私交关系好的部门处理起负面报道来比较快捷,和宣传部私交一般的部门处理负面报道则比较棘手。

本章小结　影响医患报道倾向转变的因素

本章从五个框架层面对医患报道倾向转变的原因尝试做出回答。为何医患报道倾向会发生转变?本书认为,在众多原因中,医患报道倾向发生转变主要是与媒体从业人员对新事物的认知发展过程有关。在医患报道领域,新事物是指 20 世纪末取消了公费医疗的新型医患关系,此时医疗行业实际上已经成为一个全新的行业领域,发生了很多新现象、新问题和新矛盾,对媒体从业人员来说,当时的医疗行业完全是一个新事物。

早期,媒体从业人员对医生群体表现出种种敌意,刊发了大量负面医患报道,实际上是因为媒体从业人员对医疗行业的无知所致。到了中期,在发生"八毛门""缝肛门"等性质严重的不实医患报道之后,医媒关系陷入冰点,医生群体对记者充满敌意,两个群体对立严重。此后,医生群体转变对媒策略,以主动态势开始发声,医院宣传部门也加大发声力度,加强和媒体接触频率及程度,大大改善了医媒关系。医患报道倾向此时开始发生转变,有一批先行的记者和医院医生建立起了紧密关系,记者开始逐渐深入了解医生群体和医疗行业,认真审视医疗行业背后存在的问题,一批为医生正名的医患报道开始涌现。

在这个过程中,有一个记者群体和医生建立了更为紧密的关系,就是医疗卫生条线记者,他们比一般记者走得更远,在一定程度上成为医生群体的代言人,甚至为维护医院声誉,不惜和媒介组织领导层产生对抗。

虽然本章将医患报道倾向的转变原因分为五个层面展开讨论,但是本文想强调的是每一个层面的转变发生实际上都是作用在媒体从业人员认知改变的基础上的。从媒体从业者越发了解医疗行业的深层问题;到理解医生的辛苦与处境;从呼吁医疗制度改革却发现无力改变现实;到职业成就感的缺失;从对医患新闻线索价值公共性的再审视;到担心杀医报道导致社会效仿效应的出现;从早期故意制造戏剧性医患冲突爆点;到寻找解决方案的文本框架转型;从编辑室内部的文化传承;到记者对编辑室标准的内化。几乎在每一个层面的转变上,都涉及媒体从业人员本身对医疗行业认知的加深。

本书发现,促使媒体从业人员对医疗行业认知转变有二个重要动力,一个是人际关系,另一个是媒介技术。

人际关系对医患报道倾向转变有着深刻影响。这里的人际关系特指医生群体和记者群体之间关系,里面包含着丰富的中国文化特有的人情交往特征。可以通过一个对比来说明,不同条线记者的新闻线索采集路径与医患报道倾向的转变有着很大关系。涉及医患报道的记者分为二个条线,一个是医疗条线记者,还有一个是社会部/群工部条线记者,两者对同一条新闻线索的采写态度是完全不同的。医疗条线记者由于和医院有着长期密切联系,和医生、医院宣传部门关系非常好,其采写的医患报道倾向明显偏向于医生和医院。而社会部/群工部条线记者缺乏和医院之间的联系,和医生关系疏远,其采写的医患报道倾向往往偏向患者。是人际关系在其中发挥着作用,医媒关系(这里的"媒"指医疗条线记者)的紧密在很大程度上改变了记者对医疗行业的认知,从而间接改变了医患报道的倾向。

媒介技术推动了医患报道倾向的转变。微信、微博技术从改变新闻编辑室的运作规则开始,潜移默化地改变了医患报道的倾向。随着移动技术的发展,编辑室为了强快发布新闻,几乎将所有的医患报道线索交由掌握医院丰富人脉的医疗条线记者采访。此外,由于自媒体技术发展迅速,出现了漫天谣言和大量假新闻,从而导致新闻业加强了行业自律,建立起了第三方事实核查机制,从源头减少了医患假新闻。技术压缩了空间,加快了速度,改变了编辑室的规则,不知不觉间接推动了医患报道倾向的转变。

本章注释

[1] 冯菊红.中国医疗保险制度改革之我见[J].中国科技信息,2008,17:305-306.

[2] 参考对沪上某三甲医院医生 S、上海某三甲医院 L 医生访谈资料。

[3] White D M. The gatekeeper:A case study in the selection of news[J]. Journalism Quarterly,1950,24(4):383-390.

[4] Breed W. Social control in the newsroom:A functional analysis[J]. Social force,1955,33:323-325.

[5] Breed W. Social control in the newsroom:A functional analysis[J]. Social force,1955,33:323-325.

[6] 罗胥克. 制作新闻[M]. 姜雪影,译. 台北:台北远流出版事业股份有限公司,1994.

[7] 王敏.从"常规"到"惯习":一个研究框架的学术史考察[J].新闻与传播研究,2018,25(09):68-80+127.

[8] 塔奇曼.做新闻[M].麻争旗,等,译.北京:华夏出版社,2008.

[9] Gaye T. Making News by Doing Work:Routinizating the Unexpected[J]. The American Journal of Sociology,1973,79(1):110 -131.

[10] Fishman M. Manufacturing the news[M]. Austin:University of Texas Press,1980.

[11] Tuchman G. Making news:A study in the construction of reality[M]. New York:Free Press. 1978.

[12] Hirsch P M. Occupation，Organization，and institutional model in mass media research：Toward and integrated framework[J]. In P. M. Hirsch，P. V. Miller，& F. G. Kline(Eds.)，Strategies for communication research. CA：Beverly Hills，1977：13-41.

[13] Giber W. Across the desk：A study of 16 telegraph editors[J]. Journalism Quarterly，1956，33：422-432.

[14] Hirsch P M. Occupation，Organization，and institutional model in mass media research：Toward and integrated framework[J]. In P. M. Hirsch，P. V. Miller，& F. G. Kline(Eds.)，Strategies for communication research. CA：Beverly Hills，1977：13-41.

[15] Gans H J. Deciding what's news[M]. NY：Free Press，1979.

[16] Nina Eliasoph. Routines and the Making of Oppositional News[J]. Critical Studies in Mass Communication，1988，5(4)：313-334.

[17] Epstein J E. News from Nowhere：Television and the News[M]. New York：Random House，1974.

[18] Gaye T. Making News：A Study in the Construction of Reality[M]，New York：The Free Press，1978.

[19] Mark F. Manufacturing the News[M]. Austin：University of Texas Press，1980.

[20] Herbert J. Gans，. Deciding What's News：A Study of CBS Evening News，NBC Nightly News，Newsweek，and the TIME[M]. Evanston，IL：Northwestern University Press，1979.

[21] Breed W. Social control in the newsroom：A functional analysis[J]. Social force，1955，33：323-325.

[22] Lewis D. Newspaper gatekeepers and forces in the news channel[J]. Public Opinion Quarterly，1967，31(1)：61-68.

[23] Scheufele D A. Framing as a theory of media effects[J]. Journal of Communication，1999，49：101-120.

[24] Scheufele D. A. Framing as a theory of media effects[J]. Journal of Communication，1999，49：101-120.

[25] Nikki Usher. Marketplace Public Radio and News Routines Reconsidered：Between Structure and Agents[J]. Journalism，2012，9(13)：1-16.

[26] 张志安.新闻场域的历史建构及其生产惯习——以《南方都市报》为个案的研究[J]. 新闻大学，2010，04：48-55.

[27] 布尔迪厄.关于电视[M].许钧，译. 沈阳：辽宁教育出版，2000.

[28] 王敏.回到田野：新闻生产 社会学的路径与转向[J]. 南京社会科学，2016，12：100-105＋113.

[29] Wolfsfeld G. Framing the Intifada：People and Media[M]. Norwood，NJ：Ablex，1993.

[30] 臧国仁，钟蔚文.框架概念与公共关系策略——有关运用媒介框架的探析. 广告学研究[J]，1997，9：99-130.

[31] Shoemaker P J，Reese S D. Mediating the message：Theories of influence on mass media content[M]. New York：Longman，1991.

[32] 帕伦蒂.美国的新闻自由[M].韩建中，刘先琴，译. 河南：河南人民出版社，1992：48.

[33] 对《新民网》卫生条线记者 L 访谈资料，2018 年 7 月 26 日，人民广场来福士商场星巴克。

[34] 对《新民网》卫生条线记者 L 访谈资料，2018 年 7 月 26 日，人民广场来福士商场星巴克。

[35] 对沪上某媒体医疗卫生条线记者 X 访谈资料，2018 年 8 月 9 日。

[36] 对《新民周刊》资深编辑 H 访谈资料，2018 年 9 月 3 日，《新民周刊》。

[37] 对《新民周刊》资深编辑 H 访谈资料,2018 年 9 月 3 日,《新民周刊》。

[38] 对前《澎湃新闻》记者 B 访谈资料,2018 年 8 月 13 日,电话访谈。

[39] 对同济医院副主任医师 C 医生访谈资料,2018 年 2 月 18 日,同济医院。

[40] 对同济医院副主任医师 C 医生访谈资料,2018 年 2 月 18 日,同济医院。

[41] 对瑞金医院党委宣传员朱凡访谈资料,2018 年 8 月 27 日,瑞金医院。

[42] 对瑞金医院党委宣传员朱凡访谈资料,2018 年 8 月 27 日,瑞金医院。

[43] 对《澎湃新闻》医疗卫生条线记者访谈资料,2018 年 8 月 10 日。

[44] 对前《澎湃新闻》记者 B 访谈资料,2018 年 8 月 13 日,电话访谈。

[45] 对沪上某媒体医疗卫生条线记者 X 访谈资料,2018 年 8 月 9 日。

[46] 对沪上某媒体医疗卫生条线记者 X 访谈资料,2018 年 8 月 9 日。

[47] 对沪上某媒体医疗卫生条线记者 X 访谈资料,2018 年 8 月 9 日。

[48] 对沪上某媒体医疗卫生条线记者 X 访谈资料,2018 年 8 月 9 日。

[49] 对沪上某媒体医疗卫生条线记者 X 访谈资料,2018 年 8 月 9 日。

[50] 对沪上某媒体医疗卫生条线记者 X 访谈资料,2018 年 8 月 9 日。

[51] 对沪上某媒体医疗卫生条线记者 X 访谈资料,2018 年 8 月 9 日。

[52] 对沪上某媒体医疗卫生条线记者 X 访谈资料,2018 年 8 月 9 日。

[53] 对《新民网》卫生条线记者 L 访谈资料,2018 年 7 月 26 日,人民广场来福士商场星巴克。

[54] 对沪上某报记者 Z 访谈资料,2018 年 7 月 24 日,威海路一炖餐厅。

[55] 对《新民网》卫生条线记者 L 访谈资料,2018 年 7 月 26 日,人民广场来福士商场星巴克。

[56] 健康时报网.争议七年盖棺定论!"缝肛门"被定为虚假新闻[EB/OL].(2017-01-04)[2018-09-28]. http://cq.qq.com/a/20170104/007630.htm.

[57] 新华网.中国记协:记者柴会群有关绵阳人民医院报道失实[EB/OL].(2015-01-29)[2018-09-29].ht-tp://news.163.com/15/0129/11/AH4FID590001124J.html.

[58] 对匿名记者访谈资料,2018 年 9 月 4 日,上海报业大厦。

[59] 对匿名记者访谈资料,2018 年 9 月 4 日,上海报业大厦。

[60] 《澎湃新闻》.澎湃 CEO 邱兵发刊辞:我心澎湃如昨[EB/OL].(2014-07-25)[2018-10-03].https://www.thepaper.cn/newsDetail_forward_1257279.

[61] 对《澎湃新闻》匿名记者访谈资料,2018 年 8 月 10 日,《澎湃新闻》。

[62] 对《澎湃新闻》匿名记者访谈资料,2018 年 8 月 10 日,《澎湃新闻》。

[63] 对《澎湃新闻》匿名记者访谈资料,2018 年 8 月 10 日,《澎湃新闻》。

[64] 对《澎湃新闻》匿名记者访谈资料,2018 年 8 月 10 日,《澎湃新闻》。

[65] 对沪上某报记者 Z 访谈资料,2018 年 7 月 24 日,威海路一炖餐厅。

[66] 对沪上某报记者 Z 访谈资料,2018 年 7 月 24 日,威海路一炖餐厅。

[67] 对《新民网》卫生条线记者 L 访谈资料,2018 年 7 月 26 日,人民广场来福士商场星巴克。

[68] 对沪上某媒体医疗卫生条线记者 X 访谈资料,2018 年 8 月 9 日。

[69] 对沪上某媒体医疗卫生条线记者 X 访谈资料,2018 年 8 月 9 日。

[70] 对沪上某媒体医疗卫生条线记者 X 访谈资料,2018 年 8 月 9 日。

[71] 对《人民日报》民生组记者访谈资料,2018 年 8 月 3 日,书面访谈。

[72] 对《人民日报》民生组记者访谈资料,2018 年 8 月 3 日,书面访谈。

[73] 对《人民日报》民生组记者访谈资料,2018 年 8 月 3 日,书面访谈。

[74] 对前《澎湃新闻》记者 B 访谈资料,2018 年 8 月 13 日,电话访谈。

[75] 对同济医院宣传处副处长 F 访谈资料,2017 年 12 月 30 日,同济医院。

[76] 对沪上某媒体医疗卫生条线记者 X 访谈资料,2018 年 8 月 9 日。

[77] 对沪上某媒体医疗卫生条线记者 X 访谈资料,2018 年 8 月 9 日。

[78] 对《澎湃新闻》匿名记者访谈资料,2018 年 8 月 9 日,《澎湃新闻》。

[79] 对沪上某媒体医疗卫生条线记者 X 访谈资料,2018 年 8 月 9 日。

[80] 对沪上某媒体医疗卫生条线记者 X 访谈资料,2018 年 8 月 9 日。

[81] 对《人民日报》某健康记者访谈资料,2018 年 8 月 3 日,书面访谈。

[82] 对《人民日报》民生组记者访谈资料,2018 年 8 月 3 日,书面访谈。

[83] 对瑞金医院党委宣传员朱凡访谈资料,2018 年 8 月 27 日,瑞金医院。

[84] 对瑞金医院党委宣传员朱凡访谈资料,2018 年 8 月 27 日,瑞金医院。

[85] 对《新民网》卫生条线记者 L 访谈资料,2018 年 7 月 26 日,人民广场来福士商场星巴克。

[86] 对《新民网》卫生条线记者 L 访谈资料,2018 年 7 月 26 日,人民广场来福士商场星巴克。

[87] 对瑞金医院党委宣传员朱凡访谈资料,2018 年 8 月 27 日,瑞金医院。

[88] 对《新民网》卫生条线记者 L 访谈资料,2018 年 7 月 26 日,人民广场来福士商场星巴克。

[89] 简宁斯·布莱恩特,道尔夫·兹尔曼.媒介效果:理论与研究前沿[M].北京:华夏出版社,2009:72.

[90] 对沪上某媒体医疗卫生条线记者 X 访谈资料,2018 年 8 月 9 日。

[91] 对前《澎湃新闻》记者 B 访谈资料,2018 年 8 月 13 日,电话访谈。

[92] 对同济医院宣传处副处长 F 访谈资料,2017 年 12 月 30 日,同济医院。

[93] 对前《澎湃新闻》记者 B 访谈资料,2018 年 8 月 13 日,电话访谈。

[94] 对同济医院宣传处副处长 F 访谈资料,2017 年 12 月 30 日,同济医院。

[95] 对沪上某媒体医疗卫生条线记者 X 访谈资料,2018 年 8 月 9 日。

[96] 对沪上某媒体医疗卫生条线记者 X 访谈资料,2018 年 8 月 9 日。

[97] 对《新民网》卫生条线记者 L 访谈资料,2018 年 7 月 26 日,人民广场来福士商场星巴克。

[98] 对《新民网》卫生条线记者 L 访谈资料,2018 年 7 月 26 日,人民广场来福士商场星巴克。

[99] 数据来自本研究对 380 篇 2011—2018 年医患报道的内容分析结果。

[100] 对沪上某三甲医院医生 S 访谈资料,2018 年 8 月 14 日。

[101] 对《新民网》卫生条线记者 L 访谈资料,2018 年 7 月 26 日,人民广场来福士商场星巴克。

[102] 对《新民网》卫生条线记者 L 访谈资料,2018 年 7 月 26 日,人民广场来福士商场星巴克。

[103] 对《新民网》卫生条线记者 L 访谈资料,2018 年 7 月 26 日,人民广场来福士商场星巴克。

[104] 对《新民网》卫生条线记者 L 访谈资料,2018 年 7 月 26 日,人民广场来福士商场星巴克。

[105] 对瑞金医院党委宣传员朱凡访谈资料,2018 年 8 月 27 日,瑞金医院。

[106] 对前《澎湃新闻》记者 B 访谈资料,2018 年 8 月 13 日,电话访谈。

[107] 对沪上某媒体医疗卫生条线记者 X 访谈资料,2018 年 8 月 9 日。

[108] 对沪上某媒体医疗卫生条线记者 X 访谈资料,2018 年 8 月 9 日。

[109] 对《新民网》卫生条线记者 L 访谈资料,2018 年 7 月 26 日,人民广场来福士商场星巴克。

[110] 对《人民日报》民生组记者访谈资料,2018 年 8 月 3 日,书面访谈。

[111] 对沪上某媒体匿名记者访谈资料,2018 年 7 月 27 日。

[112] 对匿名记者访谈资料。

[113] 对匿名记者访谈资料。

[114] 对《新民周刊》资深编辑 H 访谈资料,2018 年 9 月 3 日,《新民周刊》。

[115] 对《新民周刊》资深编辑 H 访谈资料,2018 年 9 月 3 日,《新民周刊》。

[116] 对沪上某媒体医疗卫生条线记者 X 访谈资料,2018 年 8 月 9 日。

[117] 沪上某报社记者 Y 访谈资料,2018 年 8 月 10 日。

[118] 对《新民周刊》资深编辑 H 访谈资料,2018 年 9 月 3 日,《新民周刊》。

[119] 对匿名记者访谈资料。

[120] 对《人民日报》某健康记者访谈资料,2018 年 8 月 3 日,电话访谈。

[121] 对《人民日报》某健康记者访谈资料,2018 年 8 月 3 日,电话访谈。

[122] 对《澎湃新闻》匿名记者访谈资料,2018 年 8 月 15 日,《澎湃新闻》。

[123] 对《澎湃新闻》匿名记者访谈资料,2018 年 8 月 15 日,《澎湃新闻》。

[124] 对《澎湃新闻》匿名记者访谈资料,2018 年 8 月 15 日,《澎湃新闻》。

[125] 对某网络媒体匿名记者访谈资料。

[126] 对沪上某媒体医疗卫生条线记者 X 访谈资料,2018 年 8 月 9 日。

[127] 对《新民周刊》资深编辑 H 访谈资料,2018 年 9 月 3 日,《新民周刊》。

[128] 对《新民周刊》资深编辑 H 访谈资料,2018 年 9 月 3 日,《新民周刊》。

[129] 对《新民周刊》资深编辑 H 访谈资料,2018 年 9 月 3 日,《新民周刊》。

[130] 对《新民周刊》资深编辑 H 访谈资料,2018 年 9 月 3 日,《新民周刊》。

[131] 对《新民周刊》资深编辑 H 访谈资料,2018 年 9 月 3 日,《新民周刊》。

[132] 对《新民周刊》资深编辑 H 访谈资料,2018 年 9 月 3 日,《新民周刊》。

[133] 对沪上某媒体医疗卫生条线记者 X 访谈资料,2018 年 8 月 9 日。

[134] 对沪上某媒体医疗卫生条线记者 X 访谈资料,2018 年 8 月 9 日。

[135] 对沪上某媒体医疗卫生条线记者 X 访谈资料,2018 年 8 月 9 日。

[136] 李普曼.公众舆论[M]. 上海:上海人民出版社,2006.

[137] 对某党报匿名记者访谈资料。

[138] 对《人民日报》某健康记者访谈资料,2018 年 8 月 3 日,电话访谈。

[139] 对沪上某媒体医疗卫生条线记者 X 访谈资料,2018 年 8 月 9 日。

[140] 对沪上某三甲医院医生 S 访谈资料,2018 年 8 月 14 日。

[141] 对上海某三甲医院匿名医生访谈资料。

[142] 对上海某三甲医院匿名医生访谈资料。

[143] 对瑞金医院党委宣传员朱凡访谈资料,2018 年 8 月 27 日,瑞金医院。

[144] 对瑞金医院党委宣传员朱凡访谈资料,2018 年 8 月 27 日,瑞金医院。

[145] 对《新民网》卫生条线记者 L 访谈资料,2018 年 7 月 26 日,人民广场来福士商场星巴克。

[146] 对《新民周刊》资深编辑 H 访谈资料,2018 年 9 月 3 日,《新民周刊》。

[147] 对《新民周刊》资深编辑 H 访谈资料,2018 年 9 月 3 日,《新民周刊》。

[148] 对《新民网》卫生条线记者 L 访谈资料,2018 年 7 月 26 日,人民广场来福士商场星巴克。

[149] 对沪上某三甲医院医生 S 访谈资料,2018 年 8 月 14 日。

[150] 对瑞金医院党委宣传员朱凡访谈资料,2018 年 8 月 27 日,瑞金医院。

[151] 对《新民网》卫生条线记者 L 访谈资料,2018 年 7 月 26 日,人民广场来福士商场星巴克。

[152] 对《新民网》卫生条线记者 L 访谈资料,2018 年 7 月 26 日,人民广场来福士商场星巴克。

[153] 对《新民周刊》资深编辑 H 访谈资料,2018 年 9 月 3 日,《新民周刊》。

[154] 对《新民网》卫生条线记者 L 访谈资料,2018 年 7 月 26 日,人民广场来福士商场星巴克。

[155] 对《新民网》卫生条线记者 L 访谈资料,2018 年 7 月 26 日,人民广场来福士商场星巴克。

[156] 对瑞金医院党委宣传员朱凡访谈资料,2018 年 8 月 27 日,瑞金医院。

[157] 对瑞金医院党委宣传员朱凡访谈资料,2018 年 8 月 27 日,瑞金医院。

[158] 对同济医院宣传处副处长 F 访谈资料,2017 年 12 月 30 日,同济医院。

[159] 对瑞金医院党委宣传员朱凡访谈资料,2018 年 8 月 27 日,瑞金医院。

[160] 对同济医院宣传处副处长 F 访谈资料,2017 年 12 月 30 日,同济医院。

[161] 对某三甲医院宣传部负责人访谈资料。

[162] 对某三甲医院匿名医生访谈资料。

[163] 对某三甲医院匿名医生访谈资料。

[164] 对某三甲医院宣传部负责人访谈资料。

[165] 对某三甲医院宣传部负责人访谈资料。

[166] 对《新民网》卫生条线记者 L 访谈资料,2018 年 7 月 26 日,人民广场来福士商场星巴克。

[167] 对《新民网》卫生条线记者 L 访谈资料,2018 年 7 月 26 日,人民广场来福士商场星巴克。

[168] 对同济医院宣传处副处长 F 访谈资料,2017 年 12 月 30 日,同济医院。

[169] 对同济医院宣传处副处长 F 访谈资料,2017 年 12 月 30 日,同济医院。

[170] 对《新民网》卫生条线记者 L 访谈资料,2018 年 7 月 26 日,人民广场来福士商场星巴克。

[171] 对匿名医生访谈资料,2018 年 8 月 15 日,上海某三甲医院。

[172] 对沪上某三甲医院医生访谈资料,2018 年 8 月 14 日。

[173] 对某三甲医院匿名医生访谈资料。

[174] 对某三甲医院匿名医生访谈资料。

[175] 对某三甲医院匿名医生访谈资料。

[176] 对上海某三甲医院副主任医生 L 访谈资料,2018 年 8 月 27 日。

[177] 对《新民周刊》资深编辑 H 访谈资料,2018 年 9 月 3 日,《新民周刊》。

[178] 对上海某三甲医院副主任医生 L 访谈资料,2018 年 8 月 27 日。

[179] 对上海某三甲医院副主任医生 L 访谈资料,2018 年 8 月 27 日。

[180] 对上海某三甲医院副主任医生 L 访谈资料,2018 年 8 月 27 日。

[181] 对上海某三甲医院副主任医生 L 访谈资料,2018 年 8 月 27 日。

[182] 对沪上某媒体医疗卫生条线记者 X 访谈资料,2018 年 8 月 9 日。

[183] 对上海某三甲医院副主任医生 L 访谈资料,2018 年 8 月 27 日。

[184] 对沪上某媒体医疗卫生条线记者 X 访谈资料,2018 年 8 月 9 日。

[185] 对沪上某媒体医疗卫生条线记者 X 访谈资料,2018 年 8 月 9 日。

[186] 对沪上某媒体医疗卫生条线记者 X 访谈资料,2018 年 8 月 9 日。

[187] 对瑞金医院党委宣传员朱凡访谈资料,2018 年 8 月 27 日,瑞金医院。

[188] 对某三甲医院宣传部负责人访谈资料。

[189] 对某三甲医院宣传部负责人访谈资料。

[190] 对某三甲医院宣传部负责人访谈资料。

[191] 对某三甲医院宣传部负责人访谈资料。

[192] 对某三甲医院宣传部负责人访谈资料。

[193] 对某三甲医院宣传部负责人访谈资料。

[194] 上海人民政府. 全国首个体制外科医生集团“牵手”上海国际医学中心[EB/OL].（2016-02-26）[2018-10-17]. http://www. shanghai. gov. cn/nw2/nw2314/nw2315/nw17239/nw17244/u21aw1108330. html.

[195] 对媒体行业资深编辑访谈资料,2018 年 9 月 21 日。

[196] 对《新民周刊》资深编辑 H 访谈资料,2018 年 9 月 3 日,《新民周刊》。

[197] 对《新民周刊》资深编辑 H 访谈资料,2018 年 9 月 3 日,《新民周刊》。

[198] 对匿名医生访谈资料,2018 年 8 月 28 日,上海某三甲医院。

[199] 对《新民网》卫生条线记者 L 访谈资料,2018 年 7 月 26 日,人民广场来福士商场星巴克。

[200] 对《新民网》卫生条线记者 L 访谈资料,2018 年 7 月 26 日,人民广场来福士商场星巴克。

[201] 对上海某三甲医院副主任医生访谈资料。

[202] 对上海某三甲医院匿名医生 A 访谈资料。

[203] 对上海某三甲医院匿名医生 A 访谈资料。

[204] 对上海某三甲医院匿名医生访谈资料。

[205] 对《新民网》卫生条线记者 L 访谈资料,2018 年 7 月 26 日,人民广场来福士商场星巴克。

[206] 对上海某三甲医院副主任医生 L 访谈资料,2018 年 8 月 27 日。

[207] 对上海某三甲医院副主任医生 L 访谈资料,2018 年 8 月 27 日。

[208] 对某三甲医院匿名医生访谈资料。

[209] 对某三甲医院匿名医生访谈资料。

[210] 对某三甲医院匿名医生访谈资料。

[211] 全国人民代表大会. 中华人民共和国民事诉讼法[EB/OL].（2017-06-29）[2018-11-18]. http://www.npc. gov. cn/npc/xinwen/2017-06/29/content_2024892. htm.

[212] 中华人民共和国最高人民法院. 最高人民法院关于民事诉讼证据的若干规定[EB/OL].（2018-01-18）[2018-11-18]. http://www. rmfysszc. gov. cn/statichtml/rm_xw_detail/2018/01/18/1812. shtml? dh＝2.

[213] 对上海某三甲医院副主任医生 L 访谈资料,2018 年 8 月 27 日。

[214] 对某三甲医院匿名医生访谈资料。

[215] 对上海某三甲医院副主任医生 L 访谈资料,2018 年 8 月 27 日。

[216] 对某三甲医院匿名医生访谈资料。

[217] 对匿名记者访谈资料,2018 年 7 月 25 日。

[218] 对卫生条线匿名记者访谈资料,2018 年 7 月 27 日。

[219] 对某媒体匿名记者访谈资料,2018 年 8 月 10 日。

[220] 对沪上某媒体医疗卫生条线记者 X 访谈资料,2018 年 8 月 9 日。

[221] 对卫生条线匿名记者访谈资料,2018 年 7 月 27 日,上海报业大厦。

[222] 对匿名记者访谈资料,2018 年 9 月 4 日。

[223] 对匿名记者访谈资料,2018 年 8 月 10 日,上海报业大厦。

[224] 对《新民网》卫生条线记者 L 访谈资料,2018 年 7 月 26 日,人民广场来福士商场星巴克。

[225] 对《新民网》卫生条线记者 L 访谈资料,2018 年 7 月 26 日,人民广场来福士商场星巴克。

[226] 对匿名记者访谈资料,2018 年 9 月 2 日,上海报业大厦。

[227] 对沪上某媒体医疗卫生条线记者 X 访谈资料,2018 年 8 月 9 日。

[228] 对《新民网》卫生条线记者 L 访谈资料,2018 年 7 月 26 日,人民广场来福士商场星巴克。

[229] 对《新民网》卫生条线记者 L 访谈资料,2018 年 7 月 26 日,人民广场来福士商场星巴克。

[230] 对沪上某媒体医疗卫生条线记者 X 访谈资料,2018 年 8 月 9 日。

[231] 对凤凰网华东记者站记者王超凡访谈资料,2018 年 9 月 30 日,电话访谈。

[232] 对资深匿名编辑访谈资料,2018 年 9 月 14 日。

[233] 对前《澎湃新闻》记者 B 访谈资料,2018 年 8 月 13 日,电话访谈。

[234] 对前百安居市场部工作人员匿名访谈资料,2018 年 11 月 3 日,复旦南校区。

[235] 对某媒体匿名记者访谈资料,2018 年 9 月 30 日。

[236] 对匿名记者访谈资料,2018 年 10 月 1 日,电话访谈。

[237] 对凤凰网华东记者站记者王超凡访谈资料,2018 年 9 月 30 日,电话访谈。

[238] 对凤凰网华东记者站记者王超凡访谈资料,2018 年 9 月 30 日,电话访谈。

[239] 对《人民日报》副主编谈资料,2018 年 8 月 3 日,电话访谈。

[240] 对前《澎湃新闻》记者 B 访谈资料,2018 年 8 月 13 日,电话访谈。

[241] 对《新民网》卫生条线记者 L 访谈资料,2018 年 7 月 26 日,人民广场来福士商场星巴克。

[242] 对《新民网》卫生条线记者 L 访谈资料,2018 年 7 月 26 日,人民广场来福士商场星巴克。

[243] 李普曼.公众舆论[M]. 上海:上海人民出版社,2006.

[244] 勒庞.乌合之众:大众心理研究[M]. 何道宽,译.北京:北京大学出版社,2016.

[245] 对前《澎湃新闻》记者 B 访谈资料,2018 年 8 月 13 日,电话访谈。

[246] 对某三甲医院宣传部副部长访谈资料。

[247] 对《新民网》卫生条线记者 L 访谈资料,2018 年 7 月 26 日,人民广场来福士商场星巴克。

[248] 对《新民网》卫生条线记者 L 访谈资料,2018 年 7 月 26 日,人民广场来福士商场星巴克。

[249] 对《新民网》卫生条线记者 L 访谈资料,2018 年 7 月 26 日,人民广场来福士商场星巴克。

[250] 对《新民网》卫生条线记者 L 访谈资料,2018 年 7 月 26 日,人民广场来福士商场星巴克。

[251] 对前《澎湃新闻》记者 B 访谈资料,2018 年 8 月 13 日,电话访谈。

[252] 对前《澎湃新闻》记者 B 访谈资料,2018 年 8 月 13 日,电话访谈。

[253] 对《新民周刊》资深编辑 H 访谈资料,2018 年 9 月 3 日,《新民周刊》。

[254] 对沪上某媒体医疗卫生条线记者 X 访谈资料,2018 年 8 月 9 日。

[255] 对《新民网》卫生条线记者 L 访谈资料,2018 年 7 月 26 日,人民广场来福士商场星巴克。

[256] 对《人民日报》某健康记者访谈资料,2018 年 8 月 3 日,电话访谈。

[257] 对某三甲医院匿名医生访谈资料。

[258] 对某三甲医院匿名医生访谈资料。

[259] 对前《澎湃新闻》记者 B 访谈资料,2018 年 8 月 13 日,电话访谈。

[260] 对前《澎湃新闻》记者 B 访谈资料,2018 年 8 月 13 日,电话访谈。

[261] 索尔所,麦克林.认知心理学(第 7 版)[M].邵志芳,等,译.上海:上海人民出版社,2008.

[262] 对前《澎湃新闻》记者 B 访谈资料,2018 年 8 月 13 日,电话访谈。

[263] 对某媒体卫生条线记者 L 访谈资料。

[264] 对某媒体卫生条线记者 L 访谈资料。

[265] 侯琳.《南方周末》和《钱江晚报》医患关系报道的框架分析[D]. 杭州:浙江传媒学院,2016;34、76.

[266] 方舟子.方舟子 2012 年 2 月 18 日微博[EB/OL]. (2012-2-18)[2018-11-26]. http://t.qq.com/fang-zhouzi? pref＝qqcom. keywordname.

[267] 对某媒体卫生条线记者访谈资料。

[268] 对某媒体卫生条线记者访谈资料。

[269] 对某媒体卫生条线记者访谈资料。

[270] 对沪上某报记者 Z 访谈资料,2018 年 7 月 24 日,威海路一炖餐厅。

[271] 对某报匿名记者访谈资料。

第四章　医患报道的受众框架

第一节　研究现状与研究设计

目前国内对于医患报道的受众研究主要可分为以下四方面：

一是考察受众对医患报道、医患关系的总体认知情况（马丽敏，2013；[1] 高越，2018；[2] 陈雪春，2017；[3] 刘安琪，2017；[4] 孙帅，2013；[5] 阳欣哲，2012；[6] 石慧敏，2009；[7] 钟智锦，2018；[8] 陆健泽，2015[9]），这类研究主要了解受众对医患报道、医患关系、医生群体的态度和总体认知情况。

二是考察医患报道对受众的影响（史国华、古丽娜尔·马木尔别克，2015；[10] 任慧珍，2016；[11] 石慧敏，2009；[12] 阳欣哲，2012；[13] 左秋怡，2016；[14] 王晶晶，2015；[15] 张狄，2015；[16] 赵兴隆，2015[17]），此类研究重点考察医患报道案例、报道方式对受众的影响。

三是考察受众认知和媒体表达间的差异（高越，2018；[18] 叶张翔，2017；马丽敏，2013；任艳妮，2015；邓绍希，2016；[19] 张楚黛，2016[20]），此类研究通过比较受众认知框架和媒体表达框架，分析受众接受和媒体呈现之间的差异。

四是从人口学变量、媒介素养等方面分析受众对医患报道的认知差异（马丽敏，2013；高越，2018；陈雪春，2017；刘安琪，2017；孙帅，2013；阳欣哲，2012），这类研究注重考察受众对医患报道、医患关系的认知与各类人口统计学变量（性别、年龄、职业、教育程度等）和受众媒介素养（媒体使用与受众医患关系认知态度、关注程度与受众医患关系认知态度、参与度与受众医患关系认知态度、关注渠道与受众医患关系认知态度）之间的相关性。

研究方法上，医患报道受众研究运用最多的是调查问卷法（阳欣哲，2012；马丽敏，2013年；陈雪春，2017；晁晚霏，2017；[21] 邓绍希，2016；[22] 王晶晶，2015；[23] 赵兴隆，2015[24]），这类研究采用定量分析，运用统计工具，对各类变量进行测量与检验。其次，是访谈和焦点小组访谈（左秋怡，2016；[25] 侯琳，2016；[26] 孙帅，2013），这类研究属于定性研究，针对个案对个体受众进行一对一，或者一对多的访谈。再次，是内容分析法（任慧珍，2016；[27] 高越，2018；李楠，2018[28]），这类研究通过批判性反思阐释案例的文本意义。此外，民族志方法对田野调查时间、调查精力要求较高，在医患报道的受众研究中鲜有使用。

本书研究设计借鉴前人研究经验，从以下三方面展开医患报道的受众研究：①调查受众对医患报道、医患关系的总体认知情况；②比较医患报道的受众接受框架和媒体呈现框架间的差异；③从人口学变量、媒介素养两方面分析受众对医患报道的认知差异。

在研究方法上,采取问卷调查法。问卷设计主要分为以下五方面:人口统计学变量、媒体使用情况、对医患报道的认知、对医患关系的卷入度、责任推定与评价。人口统计学变量包括:受众的性别、年龄、受教育程度等;媒体使用情况包括:接触媒介的渠道、接触媒介的平台、阅览媒体的时间;对医患报道的认知包括:医患报道的议题、医患报道消息来源、医患报道的立场、医患报道的基调、医患报道的客观性;对医患话题的卷入度包括:对医患话题的关心程度、与他人讨论程度;责任推定与评价包括:医患关系紧张原因的推定、医患纠纷责任归属的推定。

第二节　数据测量与基本情况

本书通过方便抽样方法,对受众进行电子问卷调查,共回收问卷 956 份,剔除答题时间过短的问卷(答题时间少于 100 秒),得到有效问卷 933 份,有效问卷率为 97.6%。问卷按照调查目的分为:人口统计学变量、媒体使用情况、对医患报道的认知、对医患话题的卷入度、责任推定与评价。

一、人口统计学变量

（一）年龄

图 4-1　受众年龄

如图 4-1 所示,有效问卷中,调查对象在 31～40 岁有 236 人,占 25.29%;18～25 岁有 188 人,占 20.15%;60 岁以上的有 140 人,占 15.01%;41～50 岁有 129 人,占 13.83%;51～60 岁有 126 人,占 13.5%;26～30 岁有 112 人,占 12%;18 岁以下的有 2 人,占 0.21%。

（二）性别

如图 4-2 所示,有效问卷中,女性调查对象有 578 人,占 61.95%;男性调查对象有 355 人,占 38.05%。

图 4-2　受众性别

（三）教育程度

图 4-3　受众教育程度

　　如图 4-3 所示，有效问卷中，调查对象的教育程度为本科学历的有 398 人，占 42.66％；硕士及以上学历为 206 人，占 22.08％；大专学历为 159 人，占 17.04％；高中学历为 130 人，占13.93％；初中学历为 38 人，占 4.07％；小学学历为 2 人，占 0.21％。

二、受众媒介使用情况

（一）接触频率

图 4-4　受众接触媒介频率

如图4-4所示,调查对象每天接触手机客户端或者网页版新闻报道的时间频率最高的是16~30分钟,有308人,占33.01%;15分钟以下的有182人,占19.51%;1小时以上的有178人,占19.08%;31~45分钟的有98人,占10.5%;46分钟~1小时有98人,占10.5%;几乎不看的有36人,占3.86%。

（二）媒介渠道

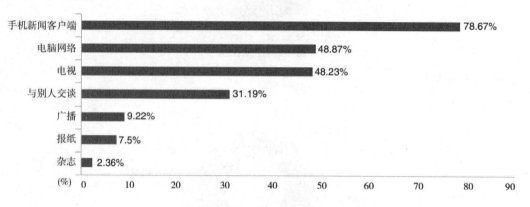

图4-5　受众了解医患报道渠道

如图4-5所示,有效问卷中,调查对象通过手机新闻客户端了解医患报道的有734人,占78.67%;通过电脑网络了解医患报道的有456人,占比48.87%;通过电视了解医患报道的有450人,占比48.23%;通过与别人交谈了解医患报道的有291人,占比31.19%;通过广播了解医患报道的有86人,占比9.22%;通过报纸了解医患报道的有70人,占比7.5%;通过杂志了解医患报道的有22人,占比2.36%。

从调查结果可见,手机、网络、电视是受众了解医患报道的三大主要媒介渠道。

（三）手机客户端渠道

图4-6　受众使用手机新闻客户端渠道

如图4-6所示,有效问卷中,浏览过《凤凰新闻》App客户端的调查对象有296人,占31.73%;浏览过《澎湃新闻》App客户端的调查对象有314人,占比33.65%;浏览过《人民日报》App客户端的调查对象有344人,占比36.87%;以上客户端都不看的调查对象有366人,占比39.23%。

三、受众对医患报道和医患关系的认知

（一）受众对医患报道的认知

1.受众关注医患关系报道情况

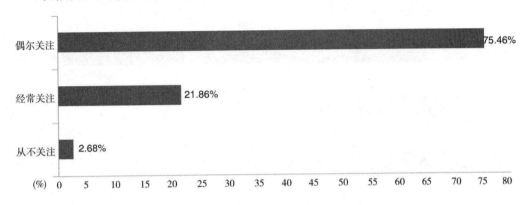

图 4-7　受众关注医患报道情况

如图 4-7 所示,有效问卷中,偶尔关注医患关系报道的调查对象占绝大多数,共有 704 人,占比 75.46%;经常关注医患关系报道的调查对象有 204 人,占比 21.86%;从不关注医患关系报道的调查对象有 25 人,占比 2.68%。

2.受众对医患报道的客观度及可信度的认知

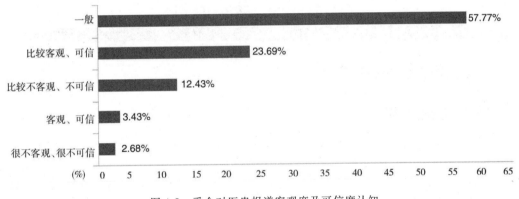

图 4-8　受众对医患报道客观度及可信度认知

超过一半的调查对象认为目前医患关系报道客观度及可信度一般(539 人,57.77%)。近 1/4 的调查对象认为目前医患关系报道比较客观、可信(221 人,23.69%)。12.43% 的调查对象认为目前医患关系报道比较不客观、不可信(116 人)。3.43% 调查对象认为目前医患关系报道客观、可信(32 人)。2.68% 调查对象认为目前医患关系报道很不客观、很不可信(25 人)。

从数据结果来看,大多数调查对象对医患报道的客观度和可信度持中立态度(57.77%)。27.12% 调查对象认为目前医患关系报道偏向客观、可信(比较客观、可信23.69%+客观、可信 3.43%);15.11% 调查对象认为目前医患关系报道偏向不客观、不可

信(不客观、不可信 12.43%+很不客观、很不可信 2.68%)。总体而言,认为目前医患关系报道偏向客观、可信的受众要比认为不客观、不可信的受众占比高。

（二）受众对医患关系的认知

1.受众参与讨论医患议题情况

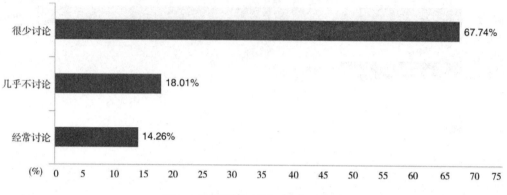

图 4-9　受众参与讨论医患议题情况

如图 4-9 所示,有效问卷中,很少讨论医患议题的调查对象占大多数,共有 632 人,占 67.74%;几乎不讨论医患议题的调查对象有 168 人,占 18.01%;经常讨论医患议题的调查对象有 133 人,占 14.26%。

2.受众对医患纠纷发生程度的认知

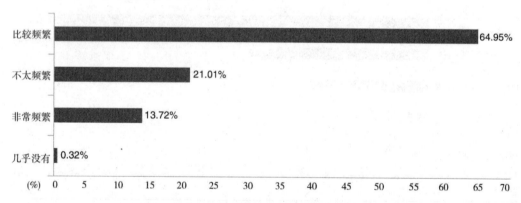

图 4-10　受众对医患纠纷发生程度的认知

大部分调查对象认为近两年来我国医患纠纷比较频繁(606 人,64.95%)。近 21.01%的调查对象认为近两年来我国医患纠纷不太频繁(196 人)。13.72%调查对象认为近两年来我国医患纠纷非常频繁(128 人)。只有 0.32%的调查对象认为近两年来我国医患纠纷几乎没有(3 人)。

从数据结果来看,绝大多数调查对象(78.67%)认为近两年来我国医患纠纷频发(比较频繁 64.95%+非常频繁 13.72%)。

3.受众对目前我国医患关系和谐度的认知

图 4-11　受众对目前我国医患关系和谐度的认知

近一半的调查对象认为目前我国医患关系不太好,对立多于和谐(433 人,46.41%)。近三分之一的调查对象认为目前我国医患关系一般(271 人,29.05%)。12.86%的调查对象认为目前我国医患关系非常紧张,医患尖锐对立(120 人)。11.25%的调查对象认为目前我国医患关系较好,和谐多于对立(105 人)。只有 0.43%的调查对象认为目前我国医患关系非常融洽,关系和谐(4 人)。

从数据结果来看,绝大多数的调查对象(88.32%)认为医患关系比较紧张(不太好,对立多于和谐 46.41%+关系一般 29.05%+非常紧张 12.86%)。只有少数调查对象(11.68%)认为医患关系比较和谐(关系较好 11.25%+非常融洽 0.43%)。

第三节　受众细分框架

这一部分将在人口学指标和媒介使用两个层面上对受众框架展开交叉分析,旨在析出受众的细分框架。

人口学指标层面,在文化程度、年龄两个维度上,发现受众框架存在显著差异。不同文化程度、年龄的受众对医患关系、医患报道存在着不同的认知框架,也说明文化程度、年龄是影响受众对医患报道、医患关系认知的重要因素。在受众性别维度上,没有发现受众框架的显著差异。

媒介使用层面,在阅览时间维度上,发现受众框架存在显著差异。受众浏览新闻客户端时间越长,越容易认为我国当前医患关系紧张、医患纠纷频繁;更关注、主动与人讨论医患报道;且将医患纠纷责任更多归于医生群体,越认为医患报道偏袒医生。

一、受众文化程度与接受框架差异

受众学历越高,在议题方面,越关注就医现状,越少关注医患情;归因方面,更多的归因到信息不对称,更少归因到医生群体;报道偏向方面,越认为医患报道大多偏向于患者;越认为我国医患关系紧张、医患纠纷频繁。

（一）受众学历越低越关注"医患情"议题，学历越高越关注"就医现状"议题

图 4-12　样本受众文化程度与想了解的医患报道议题的交叉分析图

从图可见,学历越低的受众越关注"医患情/医患暖闻"议题。硕士及以上学历只有18.93％受众关注该议题;本科学历有22.36％受众关注该议题;大专学历有22.64％受众关注该议题;高中学历有32.31％受众关注该议题;初中学历有39.47％受众关注该议题;小学学历有100％受众关注该议题。

学历越高的调查受众越关注"就医现状/调查情况/医生现状"。小学学历没有受众关注该议题(0％);初中学历有31.58％受众关注该议题;高中学历有43.08％受众关注该议题;大专学历有59.12％受众关注该议题;本科学历有61.56％受众关注该议题;硕士及以上学历有62.62％受众关注该议题。

(二)受众学历越低越归因于医生群体,学历越高越少归因于医生群体

图4-13 样本受众文化程度与医患关系紧张原因的交叉分析图

从对医患关系紧张原因的认知来看,学历越低的受众越归因于医生群体。首先,学历越低的受众越归因于"医院/医生拿红包收回扣/为盈利过度治疗"。硕士及以上学历有45.63%;本科学历有45.98%;大专学历有60.38%;高中学历有75.38%;初中学历有71.05%;小学学历有100%。其次,学历越低的受众越归因于"医生对患者缺乏人文关怀和责任心"。硕士及以上学历有29.13%;本科学历有30.4%;大专学历有44.03%;高中学历有49.23%;初中学历有42.11%;小学学历有100%。

学历越高的受众越少归因于医生群体。首先,学历越高的受众越多归因于"患者和医生之间的医疗信息不对称"。小学学历有50%;初中学历有28.95%;高中学历有34.62%;大专学历有52.2%;本科学历有71.36%;硕士及以上学历有70.39%。其次,学历越高的受众越少归因于"医院/医生拿红包收回扣/为盈利过度治疗"(上段已叙数据)。

(三)受众学历越低越将纠纷责任归属于医方,学历越高越将纠纷责任归属于患方

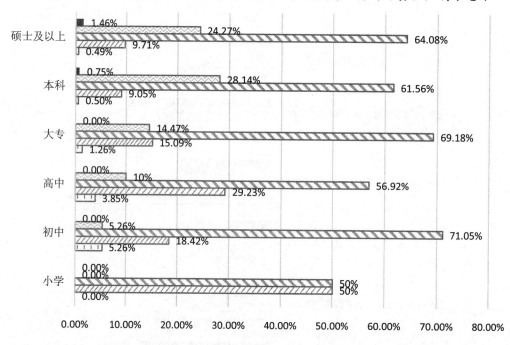

图4-14　样本受众文化程度与医患纠纷责任归属的交叉分析图

从对医患纠纷责任归属的认知来看,学历越低的受众越将纠纷责任归属于医生群体。首先,学历越低的受众越归因于"多数在医生"。硕士及以上学历有9.71%;本科学历有9.05%;大专学历有15.09%;高中学历有29.23%;初中学历有18.42%;小学学历有50%。其次,学历越低的受众越归因于"完全在医护人员"。硕士及以上学历有0.49%;本科学历有0.5%;大专学历有1.26%;高中学历有3.85%;初中学历有5.26%。

学历越高的受众越将纠纷责任归属于患者及患者家属。小学学历有0%;初中学历有

5.26%;高中学历有 10%;大专学历有 14.47%;本科学历有 28.14%;硕士及以上学历有24.27%。另有 0.75%的本科学历和 1.46%的硕士及以上学历的受众将纠纷责任完全归属于患者或患者家属,而大专及以下学历的受众将纠纷责任完全归属于患者或患者家属的比例为 0%。

(四)受众学历越低越认为报道倾向于医方,学历越高越认为报道倾向于患方

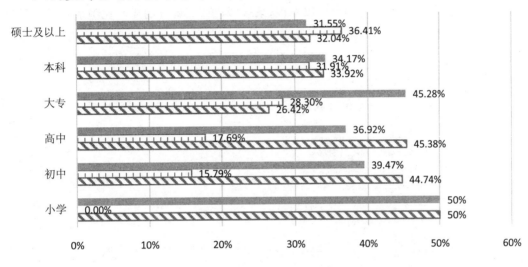

图 4-15　样本受众文化程度与医患纠纷报道倾向的交叉分析图

从对医患纠纷报道倾向的认知来看,学历越低的受众越认为医患纠纷报道倾向偏向于医务人员。硕士及以上学历有 32.04%;本科学历有 33.92%;大专学历有 26.42%;高中学历有45.38%;初中学历有 44.74%;小学学历有 50%。

学历越高的受众越认为医患纠纷报道倾向偏向于患者及其家属。小学学历有 0%;初中学历有 15.79%;高中学历有 17.69%;大专学历有 28.3%;本科学历有 31.91%;硕士及以上学历有 36.41%。

从中发现一个现象:相当部分受众对报道的倾向有着自己的解读方式,并不按照报道写作者的本意去理解报道内容。受众倾向于认为报道偏袒自己不支持的那一方:学历越低的受众越将纠纷责任归属于医生群体,却越认为医患纠纷报道倾向偏向于医务人员;学历越高的受众越将纠纷责任归属于患者及患者家属,却越认为医患纠纷报道倾向偏向于患者及其家属。和实际报道偏向相比,受众原本的立场更为重要,受众原有的立场更大程度上影响了对医患报道倾向的解读。

受众在对医患纠纷报道的解读过程中存在"对抗式"倾向。不管是低学历的受众,还是高学历受众,始终有近 2/3~1/2 的受众认为医患纠纷报道的倾向是不公正的(这个比例随着学历的增加而不断增加),认为医患纠纷报道明显偏向对方,在为对方言说(低学历受众

越认为报道偏向医生;高学历受众越认为报道偏向患者)。按照霍尔的解码方式,医患纠纷报道的大部分受众(50%~70%)对医患纠纷报道的解读符合"对抗式"解码。采取对抗式解码的受众占各学历层次比例为:小学学历受众为50%;初中学历受众60.53%(15.79%+44.74%);高中学历受众63.07%(17.69%+45.38%);大专学历受众为54.72%(28.3%+26.42%);本科学历受众为65.83%(31.91%+33.92%);硕士及以上学历受众为68.45%(36.41%+32.04%)。可以发现,采取"对抗式"解读的受众比例随着学历的增加而不断增加,即意味着学历越高的受众越是采取"对抗式"的解读方式解读医患纠纷报道的倾向,学历越高的受众越认为医患纠纷报道的倾向不公正,报道倾向偏向高学历者较不支持的那一方(患者及患者家属)。

(五)受众学历越低对医患纠纷感知越少,学历越高对医患纠纷感知越多

图 4-16　样本受众文化程度与对医患纠纷频繁度感知的交叉分析图

从对医患纠纷频繁度的认知来看,学历越低的受众对医患纠纷频繁度的感知偏少,学历越高的受众对医患纠纷频繁度的感知偏多。

学历越低的受众对医患纠纷频繁度的感知偏少。学历越低的受众越认为医患纠纷"不太频繁"。硕士及以上学历有15.53%;本科学历有18.34%;大专学历有21.38%;高中学历有30%;初中学历有44.74%;小学学历有50%。

学历越高的受众对医患纠纷频繁度的感知偏多。学历越高的受众越认为医患纠纷"比较频繁"。小学学历有0%;初中学历有44.74%;高中学历有60.77%;大专学历有59.12%;本科学历有68.59%;硕士及以上学历有69.42%。

二、受众年龄与接受框架差异

受众年龄越大,越不愿意关注医患暴力、纠纷,更关注医患情、医学卫生知识、建议;印象中看到的医患暴力、纠纷数量相较于年轻人也较少;归因方面,年轻人越归因于信息不对

称问题,老年人越倾向于归因于医生,认为医生专业水平有问题、对患者缺乏关心。

(一)受众年龄越大越不关注涉医暴力和纠纷事件,越关注医患声音和医学卫生知识

图 4-17　样本受众年龄与想了解的医患报道议题的交叉分析图

从想了解的医患报道议题来看,年龄越大的受众越不关注涉医暴力事件和医疗纠纷事件。对医疗纠纷事件的关注度随着受众年龄的增长而衰减:18岁以下50%;18~25岁51.05%;26~30岁50%;31~40岁48.31%;41~50岁35.66%;50~60岁36.51%;60岁以上25.71%。对涉医暴力事件关注度随着受众年龄的增长同样呈现衰减态势:18~25岁39.36%;26~30岁31.25%;31~40岁25.85%;41~50岁22.48%;50~60岁12.7%;60岁以上14.29%。可以发现,尤其60岁以上的受众明显不关注涉医暴力事件和医疗纠纷事件。

年纪越大的受众越关注医生或患者声音和医学卫生知识。对医生或患者声音的关注度随着受众年龄的增长而增长:18岁以下0%;18~25岁39.89%;26~30岁42.86%;31~40岁51.69%;41~50岁44.19%;50~60岁55.56%;60岁以上56.43%。对医学卫生知识的关注度随着受众年龄的增长而增长:18岁以下0%;18~25岁20.21%;26~30岁28.57%;31~40岁32.2%;41~50岁34.11%;50~60岁26.19%;60岁以上37.14%。

(二)受众年龄越大印象中看到的医疗纠纷事件、涉医暴力事件的报道越少

从印象中看到的医患报道议题来看(见图4-18),年龄越大的受众印象中看到的医疗纠纷事件、涉医暴力事件的报道越少。年龄越大的受众印象中看到的医疗纠纷事件的报道越少:18~25岁60.64%;26~30岁64.29%;31~40岁61.86%;41~50岁63.57%;50~60岁54.76%;60岁以上39.29%。年龄越大的受众印象中看到的涉医暴力事件的报道也越少:18~25岁79.79%;26~30岁65.18%;31~40岁73.31%;41~50岁67.44%;50~60岁40.48%;60岁以上41.43%。明显可见,50岁以上的受众印象中看到的这两类议题的报道明显减少。

对"年龄越大的受众越不关注医疗纠纷事件、涉医暴力事件议题"进行原因推测,可能是由于年龄越大的受众主观上越不关注医疗纠纷事件、涉医暴力事件议题,所以在浏览医患报道时,年龄大的受众会不自觉地忽略相关议题,造成主观上该两类议题报道较少的错觉。可以得出结论:受众本身的偏好会明显影响其对报道议题数量的认知。

(三)受众年龄越大越将医患关系紧张归因于医方,年龄越小越归因于患方

年龄越大的受众越将医患关系紧张归因在医生群体(见图4-19)。表现在:①年龄越大的受众越将医患关系紧张归因于"医院/医生拿红包收回扣/为盈利过度治疗"比例越大:18~25岁43.09%;26~30岁44.64%;31~40岁51.27%;41~50岁51.16%;50~60岁69.05%;60岁以上67.86%。②年龄越大的受众越将医患关系紧张归因于"医生对患者缺乏人文关怀和责任心"比例越大:18~25岁23.94%;26~30岁32.14%;31~40岁30.51%;41~50岁35.66%;50~60岁49.21%;60岁以上50.71%。

相对而言,年龄越小的受众越将医患关系紧张归因在患者群体。表现在:①年龄越小的受众越将医患关系紧张归因于"患者和医生之间的医疗信息不对称"比例越大:60岁以上34.29%;50~60岁45.24%;41~50岁60.47%;31~40岁66.1%;26~30岁72.32%;

图 4-18 样本受众年龄与印象中看到的医患报道议题的交叉分析图

18～25 岁 78.72％。②年龄越小的受众越将医患关系紧张归因于"患者对医学水平、医疗结果期待过高"比例越大:60 岁以上 32.14％;50～60 岁 38.1％;41～50 岁 44.96％;31～40 岁 42.37％;26～30 岁 42.86％;18～25 岁 49.47％。

图4-19 样本受众年龄与造成医患关系紧张原因的交叉分析图

把归因结果相对统一的受众进行归类，可以将受众分为三个年龄段：18～30岁、31～

50 岁、50 岁以上。年龄段内部受众态度明显趋同,年龄段之间受众态度明显趋异。从中可以发现存在 2 个年龄界限,一个是 30 岁,另一个是 50 岁。30 岁以下年轻人的态度明显趋同;30～50 岁的中年人态度明显趋同;50 岁以上老年人的态度明显趋同。如果进行简单标签式描述,30 岁以下的年轻人是"亲医派";30～50 岁的中年人是"中立派";50 岁以上老年人是"仇医派"。

(四)受众年龄越小越认为医患纠纷责任归属于患方,年龄越大越认为责任归属于医方

图 4-20 样本受众年龄与医患纠纷责任归属的交叉分析图

从一般情况下对医患纠纷责任归属的认知来看,年龄越小的受众越认为一般情况下医患纠纷责任归属于患者或患者家属;年龄越大的受众越认为一般情况下医患纠纷责任归属于医生。

年龄越小的受众越认为一般情况下医患纠纷责任归属于患者或患者家属。一般情况下,认为医患纠纷责任归属于"多数在患者或患者家属"的被试随年龄的减小而增多:60 岁以上 12.14％;50～60 岁 11.11％;41～50 岁 24.81％;31～40 岁 21.61％;26～30 岁 20.54％;18～25 岁 33.51％。

年龄越大的受众越认为一般情况下医患纠纷责任归属于医生。一般情况下,认为医患纠纷责任归属于"多数在医生"的被试随年龄的增加而增加:18～25 岁 4.26％;26～30 岁

10.71％;31～40 岁 12.29％;41～50 岁 10.85％;50～60 岁 23.02％;60 岁以上 23.57％。

该项数据结果同样验证了年龄越小的受众越"亲医生",年龄越大的受众越"仇医生"。

(五)受众年龄越小越认为医患纠纷报道倾向于患方,年龄越大越认为报道倾向于医方

图 4-21　样本受众年龄与印象中医患纠纷报道倾向的交叉分析图

从印象中医患纠纷报道的倾向来看,年龄越小的受众越认为医患纠纷报道的倾向偏向患者及家属;年龄越大的受众越认为医患纠纷报道的倾向偏向医务人员。

年龄越小的受众越认为医患纠纷报道的倾向偏向患者及家属。60 岁以上 21.43％;50～60 岁 23.81％;41～50 岁 31.01％;31～40 岁 28.81％;26～30 岁 37.5％;18～25 岁 34.57％。

年龄越大的受众越认为医患纠纷报道的倾向偏向医务人员。18～25 岁 4.26％;26～30 岁 10.71％;31～40 岁 12.29％;41～50 岁 10.85％;50～60 岁 23.02％;60 岁以上 23.57％。

可以发现,越是"亲医生"的年轻受众越认为医患纠纷报道的倾向偏向患者及家属。越是"仇医生"(亲患者)的年长受众越认为医患纠纷报道的倾向偏向医务人员。即意味着,每个年龄段里都有部分受众采取"对抗"式的方式对医患报道的倾向进行解读。

采取"对抗"式的方式对医患报道的倾向进行解读的部分受众在每个年龄段里大约占1/3 的比例。年轻人中认为医患报道的倾向偏向患者及家属的比例为:18～25 岁 34.57％;25～30 岁 37.5％。年龄大的受众中认为医患报道的倾向偏向医务人员的比例为:51～60 岁 42.86％;60 岁以上 38.57％。

三、受众接触媒介时间与接受框架差异

受众浏览新闻客户端时间越长,越倾向认为我国当前医患关系紧张、医患纠纷频繁;会

更加关注、主动与人讨论医患报道;且将医患纠纷责任更多归于医生群体;越认为医患报道
倾向于医生。

（一）受众阅览时间越长越认为造成医患关系紧张的原因在于医院和医生

图 4-22　样本受众阅览时间与印象中造成医患关系紧张原因的交叉分析图

　　总体而言,阅览时间越长的受众越认为造成医患关系紧张的原因在于医疗体制和医院
医生。其中还存在一个转折期:"1 小时以上"时间段,该时间内受众态度改变非常明显。
表现在:①阅览时间达到 1 小时以上的受众越认为造成医患关系紧张的原因是"国家医改
政策失败/医疗制度不完善/资金投入不够":46 分钟~1 小时为 48.98%;1 小时以上
54.49%,增幅达 5.51%。②阅览时间达到 1 小时以上的受众越认为造成医患关系紧张的
原因是"医院/医生拿红包收回扣/为盈利过度治疗":46 分钟~1 小时为 52.04%;1 小时以
上 60.67%,增幅达 8.63%。

相反,阅览时间越短的受众越认为造成医患关系紧张的原因在于患者身上。同样也存在一个转折期:"几乎不看"的时间段,该时间段受众态度改变明显。表现在:①阅览时间越短的受众,尤其是"几乎不看"的受众,越认为造成医患关系紧张的原因是"患者对医学水平、医疗结果期待过高":"几乎不看"为 50%;15 分钟以下为 42.31%,下降非常明显,降幅达 7.69%。②阅览时间越短的受众越认为造成医患关系紧张的原因是"患者和医生之间的医疗信息不对称":"几乎不看"为 66.67%;15 分钟以下为 63.19%;16~30 分钟为62.99%;31~45 分钟 59.54%;46 分钟~1 小时为 62.24%;1 小时以上为 54.49%。③阅览时间越短的受众越认为造成医患关系紧张的原因是"患者对医生缺乏耐心及敬意":"几乎不看"为 33.33%;15 分钟以下为 27.47%;16~30 分钟为 24.03%;31~45 分钟20.61%。

(二)受众接触媒介时间越少越认为医患纠纷报道倾向于医务人员

图 4-23　样本受众阅览时间与印象中医患纠纷报道倾向的交叉分析图

从印象中医患纠纷报道倾向来看,阅览时间为"几乎不看"的受众明显认为医患纠纷报道倾向偏向医务人员,为 47.22%,显著高于其他阅览时间段的受众。阅览时间为"几乎不看"的受众很少认为医患纠纷报道倾向偏向患者及家属,为 16.67%。

(三)受众接触媒介时间越长越认为医患关系恶劣

从印象中医患关系和谐度来看,有一个阅览时间段是"转折期",即 31~45 分钟,在"转折期"后受众态度有了明显的上升和下降。

在"31~45 分钟"后,阅览时间越长的受众越认为医患关系恶劣。具体表现在"二升二降"。

"二升"分别是:①认为医患关系"非常紧张,医患关系尖锐对立"占比上升:31~45 分

图 4-24　样本受众阅览时间与印象中医患关系和谐度的交叉分析图

钟为 8.4%;46~60 分钟为 18.37%;1 小时以上为 23.03%。②认为医患关系"不太好,对立多于和谐"占比上升:31~45 分钟为 41.22%;46~60 分钟为 45.92%;1 小时以上为 47.75%。

"二降"分别是:①认为医患关系"一般"占比下降:31~45 分钟为 35.11%;46~60 分钟为 23.47%;1 小时以上为 21.35%。②认为医患关系"较好,和谐多于对立"占比下降:31~45 分钟为 15.27%;46~60 分钟为 11.22%;1 小时以上为 7.3%。

(四)受众接触媒介时间越长越认为医患纠纷频发

从对近二年来医患纠纷频繁度的认知来看,随着阅览时间的增长,受众越觉得医患纠纷频发(见图 4-25)。具体表现在:①随着受众阅览时间的增长,认为医患纠纷"非常频繁"的占比总体增加,特别是 1 小时以上阅览时间的受众明显认为当前医患纠纷"非常频繁",占比20.79%,高于任意其他时间段。②随着受众阅览时间的增长,认为医患纠纷"不太频繁"的占比总体呈下降趋势。"几乎不看"为 41.67%;15 分钟以下为 23.08%;16~30 分钟为20.78%;31~45 分钟 24.43%;46~60 分钟为 17.35%;1 小时以上为 14.61%。

图 4-25　样本受众阅览时间与印象中近二年来医患纠纷频繁度的交叉分析图

第四节　受众框架与媒体框架比较

一、受众关注的议题和媒体议题差异显著

图 4-26　样本受众希望了解的医患报道的议题

　　受众关注的议题显著区别于媒体医患报道的议题。受众最希望了解和关注的议题是"就医现状/调查情况/医生现状"（536 人，57.45％）；第二位是"医生或患者声音"（48.34％）；第三位是"医疗纠纷事件（非暴力）"（42.34％）；第四位是"医患制度法律层面"（31.62％）。

　　比较媒介框架（见图 4-27），三大新闻 App 客户端医患报道的前四位议题是"正面典型"（《澎湃新闻》《人民日报》《凤凰新闻》App 的占比分别是 33％、20％、54％）；"媒体评论"

图 4-27 三家媒体 2017—2018 年医患报道议题

（《澎湃新闻》《人民日报》《凤凰新闻》App 的占比分别是 7%、34%、18%）；"涉医恶性事件"（《澎湃新闻》《人民日报》《凤凰新闻》App 的占比分别是 19%、16%、3%）；"医疗纠纷事件"（《澎湃新闻》《人民日报》《凤凰新闻》App 的占比分别是 18%、14%、6%）。

除了"医疗纠纷事件（非暴力）"是受众和媒体共同较关注的议题之外，受众较关注的其他三个议题"就医现状/调查情况/医生现状""医生或患者声音""医患制度法律层面"均被媒体框架忽视。其中，"就医现状"议题在《澎湃新闻》《人民日报》《凤凰新闻》App 的占比分别只有 8%、5%、3%。"医生或患者声音"议题在《澎湃新闻》《人民日报》《凤凰新闻》App 的占比分别只有 3%、5%、6%。"医患制度法律层面"议题在《澎湃新闻》《人民日报》《凤凰新闻》App 的占比分别只有 9%、2%、2%。

二、媒体的医患暖闻议题对受众影响力有限

通过比较受众印象中的医患关系报道的议题和媒体实际报道过的医患关系议题，发现：媒体的医患暖闻（正面典型）议题框架对受众影响力较小。

在受众印象中（见图 4-28），有三类医患报道议题是媒体报道得比较多的，按照从多至少的顺序排列，依次是"涉医暴力事件"（592 人，63.45%）、"医疗纠纷事件（非暴力）"（539 人，57.77%）、"媒体对医患关系的评论"（386 人，41.37%）。与《人民日报》《澎湃新闻》《凤凰新闻》三大新闻 App 的 2017—2018 年医患关系报道排名 2～4 位的议题框架高度吻合。

但是，《人民日报》《澎湃新闻》《凤凰新闻》三大新闻 App 中第一位议题"医患正面典

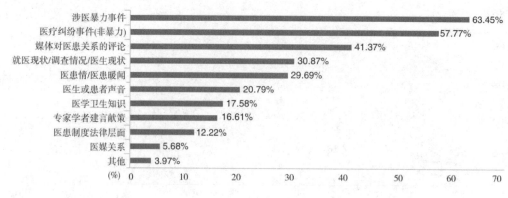

图 4-28　样本受众看到较多的医患关系报道议题

型"没有成为受众印象中媒体的重要议题框架。说明,"医患正面典型"议题对受众影响力较小。

三、三分之一受众没有意识到医患报道倾向的转变

图 4-29　受众印象中医患报道的倾向

如图 4-29 所示,受众框架角度,29.58%的调查对象认为医患报道的倾向偏向患者及家属(276 人),34.3%的调查对象认为医患报道的倾向偏向医务人员(320 人)。

如图 4-30 所示,受众框架角度,近三分之一的调查对象(28.08%)认为近年来医患关系报道的基调偏向于患者,仍然以对医生群体的批评为主(262 人),该结果与上述《受众印象中医患报道的倾向》中受众认为医患报道偏向患者及家属的占比(276 人,29.59%)相当。

比较媒体框架,如图 4-31 所示,《人民日报》《澎湃新闻》《凤凰新闻》三大新闻 App 近年来倾向于患者的医患报道占比很少,分别只有 8%、16%、3%,与受众印象中的医患报道倾向、报道偏向相差甚远。说明,受众没有意识到媒体近年来医患报道的倾向开始偏向于医生。

受众对媒体医患报道倾向的判断呈现平均分布现象(图 4-29):1/3 受众认为媒体医患

图 4-30　受众印象中近年来医患关系报道的基调

图 4-31　三家媒体 2017－2018 年医患报道报道总体偏向比较图

报道倾向中立,1/3 受众认为媒体医患报道倾向偏向患者及家属,1/3 受众认为媒体医患报道倾向偏向医生。再看媒体框架(图 4-31),《澎湃新闻》《人民日报》《凤凰新闻》近两年(2017—2018 年)偏向医生的医患报道占比分别为:38%、42%、58%,平均数为 46%,接近1/2;偏向患者及家属的医患报道占比分别为:16%、8%、3%,平均数为 9%,不足 1/10;中立的医患报道占比分别为 39%、42%、32%,平均数为 37%,接近 1/3。

将受众框架与媒体框架进行比较,在"中立"报道倾向上,两个框架比较接近。"偏向医生"报道倾向上,受众框架占比明显低于媒体框架占比,即受众认为的媒体医患报道倾向偏向医生的占比要明显低于实际上媒体医患报道倾向偏向医生的占比。"偏向患者及家属"报道倾向上,受众框架占比明显高于媒体框架占比,即受众认为的媒体医患报道倾向偏向患者和家属的占比要明显高于实际上媒体医患报道倾向偏向患者和家属的占比。

四、消息来源层面受众框架和媒体框架差异显著

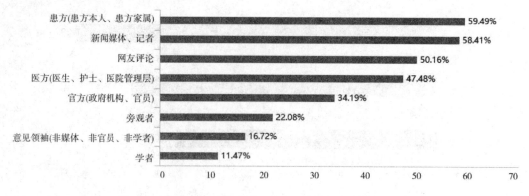

图 4-32　受众印象中近年来医患关系报道引用的消息来源

受众框架角度,患方(患者本人、患方家属)、媒体记者、网友评论是受众认为的医患报道最多引用的三大消息来源,分别占比(图 4-32):患方(患者本人、患方家属)(555 人,59.49%)、媒体记者(545 人,58.41%)、网友评论(468 人,50.16%)。

媒体框架角度,涉事医生、医院管理层、患方本人是医患报道实际上最多引用的三大消息来源,分别占比(图 4-33):涉事医生(《人民日报》33%、《澎湃新闻》18%、《凤凰新闻》12%);医院管理层(《人民日报》9%、《澎湃新闻》8%、《凤凰新闻》29%)、患方本人(《人民日报》16%、《澎湃新闻》14%、《凤凰新闻》14%)。

对比受众框架与媒体框架发现,近年来媒体消息框架最频繁引用的涉事医生、医院管理层被受众框架明显忽视。受众印象中,患者仍然是医患报道近年来引用最频繁的消息来源。

五、归因层面受众框架和媒体框架差异显著

受众框架角度,患者和医生之间的信息不对称问题、医生拿红包过度治疗等道德层面问题、医改政策医疗制度等政府责任问题是造成医患关系紧张的三大原因。分别占比(见图 4-34):患者和医生之间的信息不对称问题(569 人,60.99%)、医生拿红包过度治疗等道德层面问题(500 人,53.59%)、医改政策医疗制度等政府责任问题(447 人,47.91%)。而医生专业水平问题是受众认为最不重要的因素(仅 89 人,9.54%)。

媒体框架角度,医生的道德层面问题、医生的专业水平、政府责任是医患报道的三大归因框架。分别占比(见图 4-35):医生的道德层面问题(《人民日报》45%、《澎湃新闻》33%、《凤凰新闻》71%);医生的专业水平(《人民日报》10%、《澎湃新闻》21%、《凤凰新闻》10%);政府责任(《人民日报》14%、《澎湃新闻》10%、《凤凰新闻》7%)。

对比受众框架与媒体框架发现,"政府责任"和"道德标准"是受众框架与媒体框架都较为认可的原因。但是,媒体框架认为比较重要的"医生专业水平"因素是受众框架认为最不重要的原因。受众框架认为比较重要的"医患信息不对称"因素是媒体框架认为比较不重要的原因。

图 4-33　三家媒体 2017－2018 年医患报道消息来源比较图

六、责任归属层面受众框架和媒体框架基本吻合

受众框架角度(图 4-36),绝大多数调查对象认为医患纠纷责任是医患各半(589 人,63.13%)。约 22% 的调查对象认为医患纠纷责任在于患者或患者家属,其中,21.44% 的调查对象认为医患纠纷责任多数在患者或患者家属(200 人);0.64% 的调查对象认为医患纠纷责任完全在患者或患者家属(6 人)。另约 14.8% 的调查对象认为医患纠纷责任在于

图 4-34　受众认为造成紧张医患关系的主要原因

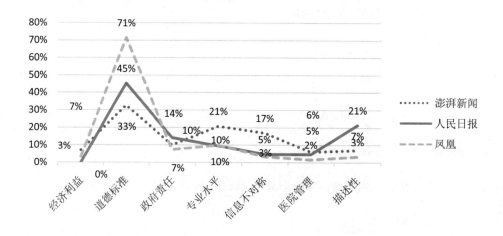

图 4-35　三家媒体 2017—2018 年医患报道归因框架比较图

图 4-36　受众认为的医患纠纷责任归属

医护人员,其中,13.5％的调查对象认为医患纠纷责任多数在医生(126 人);1.29％的调查对象认为医患纠纷责任完全在医护人员(12 人)。从数据结果来看,认为医患纠纷责任在医生的受众比起认为医患纠纷责任在患者或家属的受众的人数比例要少。

图 4-37 三家媒体 2017—2018 年医患报道报道总体偏向比较图

媒体框架角度(见图 4-37),近年来,近一半的医患报道是中立的(《人民日报》42%,《澎湃新闻》39%,《凤凰新闻》32%)。大部分医患报道是偏向于医护人员的(《人民日报》42%,《澎湃新闻》38%,《凤凰新闻》58%)。少比例的医患报道偏向于患者(《人民日报》8%,《澎湃新闻》16%,《凤凰新闻》3%)。

对比受众框架和媒体框架,发现两个框架基本吻合。两个框架一致认为,医患纠纷责任更应归属于患者及患者家属。

本章小结 受众框架和媒介框架间的断裂

一、本章结论

本章对受众框架进行细分研究发现,有三项指标影响到受众对医患报道的态度,分别是:教育程度、年龄、阅览时间。

学历越低的受众越认为医患关系紧张由医生群体造成;学历越高的受众越少将医患关系紧张原因归结于医生群体。学历越低的受众越认为医患纠纷报道倾向偏向于医务人员;学历越高的受众越认为医患纠纷报道倾向偏向于患者及其家属。从上述分析来看,发现有相当比例受众对医患报道的倾向采取"对抗式"解码。即认为医患纠纷责任在于医生的低学历受众,越认为医患纠纷报道偏袒医生;认为医患纠纷责任在于患者的高学历受众,越认为医患纠纷报道偏袒患者。

由此发现,教育程度是影响受众态度的重要指标。究其原因,可能低学历受众看待医患问题更加表面化,缺乏从宏观层面深入剖析医患关系的能力。相比之下,高学历受众对医患关系的理解角度可能会更加宏观深入,从医疗体制、文化观念、医疗卫生环境等更加深层次角度去看待医患关系。

年龄越大的受众越认为医患关系紧张由医生群体造成。相对而言,年龄越小的受众越认为医患关系紧张由患者群体造成。根据归因,可以把受众划为三个年龄段:18～30 岁、31～50 岁、50 岁以上。30 岁以下的年轻人属于"亲医派";30～50 岁的中年人属于"中立派";50 岁以上老年人属于"仇医派"。

究其原因可能存在两方面:一方面,50 岁以上老年人是经常就医人群,接触医疗环境越多的人遇到不顺意事情的机会增加,从而产生对医生群体的不良印象。另一方面,结合上述教育程度对医患关系认知的结果进行推测,可能由于 50 岁以上老年人大多数是低学历者,符合上述低学历者对医患关系的认知特点,倾向于把医患冲突责任归属于医生群体。而年龄越低的受众相对学历也较高,符合上述高学历者对医患关系的认知特点,倾向于认为医患关系的紧张根源并不在于医生群体。

阅览时间越长的受众越认为医患关系恶劣,越觉得医患纠纷频发,越认为造成医患关系紧张的原因在于医疗体制和医院医生。究其原因,可能与早年媒体报道了大量负面医患报道有关,受众总对热点负面报道留有深刻印象。加上前文提到的受众记忆和媒体呈现之间存在断档期,受众忽略了近两年的正面医患报道。以上原因导致阅览时间越长的受众越认为医患关系恶劣。

需要指出的是,本书样本主要在上海地区采样,以上调查结果主要说明了上海地区的市民情况,可能无法推广到全国,若要进一步掌握全国情况,需要扩大采样范围。

二、讨论

受众框架和媒介框架存在的断裂主要表现在两方面:一方面,受众很少注意到近年来频繁出现的医患暖闻议题。另一方面,受众对医患报道倾向的解读存在"对抗性"解码。

医患暖闻体现了近年来医患报道倾向上的转变,但本章研究发现,医患暖闻对受众的影响却非常有限,受众印象中很少注意到医患暖闻的存在。究其原因,可能是医患暖闻写作手法僵化对受众缺乏吸引力。笔者对近两年 106 篇医患暖闻分析后发现,大部分医患暖闻主题都是患者赠送锦旗给医生,感谢医生挽救生命,多数配图是患者和医生站在锦旗后的合影。[30] 根据此类原文出处,这类暖闻大多数是医院公众号的推文,手法老套,缺乏新意。比较好的暖闻写法,是通过纪实性体裁对医患故事进行情节描写和人物刻画,通过大量细节的堆叠,展现医生的生存境况,和医患之间的浓浓情意。

受众印象中偏向医生的报道比例要明显低于实际上偏向医生的报道占比。受众认为偏向患者和家属的报道占比要明显高于实际上偏向患者和家属的报道占比。两者框架上的差异可能说明两个问题:①虽然近年来,媒体响应政府号召大力宣传正能量、主旋律,但是对受众的影响力却很有限。②"负能量"医患报道比"正能量"医患报道的传播效果要大得多。这两个问题存在内在关联性,负能量医患报道比正能量医患报道更能吸引受众眼球,即使近年来正能量报道明显增多,却引不起受众注意,导致正能量医患报道传播力有限。究其原因,可能由于负能量医患报道涉及的血腥场面和负面情绪,更能触发读者的感官神经,引发阅读快感。

相比之下，正能量医患报道惯常使用的典型人物写作手法，将医生刻板化、模式化，以及神化。在此类典型报道中，医生不再是活生生的人，而成为高高在上的神。医患典型报道中常将医生宣传成为病人牺牲自身、为大家舍弃小家、医生带病工作、女医生孕晚期高强度工作、动完手术医生猝死、为了救治病人延误自己治疗，等等，媒体将医生描绘成道德无瑕的神。这类医生典型报道看似是对医生的正面宣传，事实上却产生了负面影响，导致公众认为好医生就应该是这样，如果做不到就不是好医生。

　　媒体这种刻板的典型描写手法带有强烈的"二元意识"，即好人就是完美无瑕的好，坏人就是彻底无限的恶。在相当多的正面典型报道中这种"二元意识"的确存在，一个医生典型人物就要尽力刻画他的好，全能的好，完美的好，不允许存在一丝瑕疵，对"医生完人"的描写和中国文化追求"圣人"的理想有关，中国文化强调"内圣外王"，一个做了"王者"的人必须得是一个"圣人"，圣人即意味着完美无缺，没有一丝缺点，中国文化向来很难接受一个真实的人，一个普通人成为王者，一个王者怎么能够是一个有着常人缺点的普通人呢？这是不能够的。

　　这点表现在政治宣传中尤其明显，中国媒体对政治人物的宣传格外"圣人"化，也非常讲究"神秘"化。圣人化和神秘化有内在关联。圣人化与"内圣外王"的思想有关，即一个政治人物必须是一个圣人，而且这种圣人精神不仅要表现在其对公共事务管理上的无限英明和无限正确，还要表现在其私人生活、个人作风的高洁品质上。中国公众人物很容易被绯闻、桃色新闻打败，因为一旦公众人物被曝出了负面消息，即打破了其圣人的形象设定，圣人怎么可以干坏事呢？圣人是不能有七情六欲的，一旦被曝光负面消息，公众人物即走下神坛，不能再当"王者"了。因此，在这里，"圣人"化和"神秘"化有了交集，为了保持住政治人物的"圣人"形象，必须要实施"神秘"化宣传操作，"神秘化"操作通过隐藏信息来塑造"圣人"形象。比如，重要政治人物在媒体上出现的形象几乎千篇一律，不苟言笑的表情，统一的站姿、坐姿、点头、举手姿势，言语表达上更是惜字如金，以防言多必失，且讲话内容要尽可能的模糊，方便于同时产生几种不同方向的解释，以便应对今后可能产生的种种状况。

　　典型医患报道的"圣人化"特征可以看作中国文化"内圣外王"思想的体现。医患报道的"圣人化"给受众带来相当误解、给医生群体造成相当压力。使得受众认为好医生就该是圣人式的，如果一个医生责备、教训病人，或者是抱怨、拒绝病人，就不是好医生。同时也给医生群体带来很大压力，医生为了避免风险，会采取各种防御性治疗，多开检查以证明自身无责，尽量避免风险较大的治疗方案。

　　此外，近年来媒体消息框架频繁引用涉事医生、医院管理层这一点被受众明显忽视。在受众框架中，患者仍然是医患报道近年来引用最频繁的消息来源。从第二章医患报道的文本框架分析结果来看，2015年、2016年及之前的医患报道的确较为频繁地引用患者、患者家属作为消息来源，但从2017年开始有了明显的变化，2017年、2018年医患报道较为频繁地引用医生群体作为消息来源。从受众角度来看，受众印象中医患报道的消息来源仍然是几年前的医患报道的主要消息来源，即患者和家属。为何几年前医患报道的消息来源会如此长久地作用于受众记忆呢？以至于当现实已经发生了变化，受众仍然执着于几年前的印象？究其原因，可能由于过去几年负面医患报道量大且性质恶劣，令受众印象深刻。"缝肛门""八毛门""走廊医生"等一系列著名的医患假新闻都属于负面报道，大部分负面报道几乎都是患者在诉说，消息来源以患者及家属为主，这些影响广泛的医患负面报道给读者留下了深刻印象。

基于此，本书提出一个假设，受众对某领域报道的印象主要受少数"关键性报道"引导，是报道的性质而非报道的数量决定了受众对某领域报道的印象。这就可以解释为什么近两年正面医患典型报道的量如此之大，但其传播影响力却有限。受众注意力有限，只能被少数几个关键事件的关键报道所吸引，受众无法关注所有的报道，而只能关注成为舆论话题的热门报道。李普曼说媒体就像探照灯，只照亮已经斩露头角的那一部分事件，或许，受众更像探照灯，只关注被媒体呈现的那几个最闪耀最惹人注目的热点事件。

本章注释

[1] 马丽敏. 我国新闻媒体医患关系报道的受众研究——以西安市为例[D]. 西安:陕西师范大学,2013.

[2] 高越. 医患关系报道的媒体偏见及受众敌意偏见感知研究[D]. 四川:西华师范大学,2018.

[3] 陈雪春. 沈阳地区报纸医患关系报道的呈现与受众认知研究[D]. 沈阳:辽宁大学,2017.

[4] 刘安琪. 媒体医患纠纷事件报道对公众影响研究[D]. 长春:吉林大学,2017.

[5] 孙帅. 医患关系议题的媒体呈现及其对受众的认知影响[D]. 重庆:西南政法大学,2013.

[6] 阳欣哲. 媒体传播对医患关系影响研究[D]. 上海:上海交通大学,2012.

[7] 石慧敏. 浅析医患关系报道中的媒体策略——一个传播心理学的视角[J]. 浙江传媒学院学报,2009,03:9-11.

[8] 钟智锦. 医患关系如何影响遵循医嘱行为:人际沟通的视角[J]. 学术研究,2018,04:67-73.

[9] 陆健泽. 医生职业形象:论涵化理论的流变——以成都市受众的调查结果为案例[J]. 东南传播,2015,12:77-79.

[10] 史国华,古丽娜尔·马木尔别克. 刍议新疆网络媒体有关医患纠纷报道对受众的影响[J]. 新西部(理论版),2016,16:14-15.

[11] 任慧珍. 医患关系报道中的受众心理分析[J]. 视听,2016,04:139-140.

[12] 石慧敏. 媒体医患关系报道的受众心理分析[J]. 青年记者,2011,36:46-47.

[13] 阳欣哲. 媒体传播对医患关系影响研究[D]. 上海:上海交通大学,2012.

[14] 左秋怡. 形象建构与关系认知:电视医疗内容对广州受众的影响研究[D].广州:暨南大学,2016.

[15] 王晶晶. 大众传播对医院形象影响的研究[D]. 唐山:华北理工大学,2015.

[16] 张狄. 网络媒体对医患关系的影响研究[D]. 西安:西北大学,2015.

[17] 赵兴隆. 医院的环境媒体对患者的影响——以医院候诊区为例[D]. 上海:上海师范大学,2015.

[18] 高越. 医患关系报道的媒体偏见及受众敌意偏见感知研究[D]. 四川:西华师范大学,2018.

[19] 邓绍希. 医患冲突中的信息不对称问题研究[D]. 成都:成都理工大学,2016.

[20] 张楚黛. 医患冲突事件的微博公众话语呈现及其与媒体的互动分析[D]. 上海:华东师范大学,2016.

［21］晁晚霏. 医患纠纷与媒体报道研究［D］. 郑州：郑州大学,2017.

［22］邓绍希. 医患冲突中的信息不对称问题研究［D］. 成都：成都理工大学,2016.

［23］王晶晶. 大众传播对医院形象影响的研究［D］. 唐山：华北理工大学,2015.

［24］赵兴隆. 医院的环境媒体对患者的影响——以医院候诊区为例［D］. 上海：上海师范大学,2015.

［25］左秋怡. 形象建构与关系认知：电视医疗内容对广州受众的影响研究［D］. 广州：暨南大学,2016.

［26］侯琳.《南方周末》和《钱江晚报》医患关系报道的框架分析［D］. 杭州：浙江传媒学院,2016.

［27］任慧珍. 医患关系报道中的受众心理分析［J］. 视听,2016,04:139-140.

［28］李楠. 新媒体环境下医患事件的媒介呈现研究［D］. 上海：上海师范大学,2018.

［29］霍尔.编码,解码:文化研究读本［M］. 北京：中国社会科学出版社,2000:345-358.

［30］数据来源自本研究对 380 篇医患报道的文本研究.

结论　医患报道倾向转变的因素模型

本书通过对 2011—2018 年《人民日报》《澎湃新闻》《凤凰新闻》380 篇医患报道进行内容分析后发现，医患报道的确存在报道倾向上的转向，医患报道倾向从早年"偏向患者"转向近年"偏向医生"。

2011 年左右媒体一片喊杀医生，医生多以负面形象出场，到 2013 年、2014 年医生形象达到负面顶峰，从 2015 年开始媒体对医生的批评逐渐减弱，到 2017 年、2018 年媒体开始主要正面歌颂医生典型，且医患报道数量大幅度减少。在这个过程中医患报道的倾向呈现出一个清晰的发展过程，从"喊杀"到"审视"再到"同情"最后到关注"减弱"，如同生命体的"生、老、病、死"一般，医患报道倾向呈现出"贬、探、捧、衰"发展过程。

影响医患报道倾向转变的首要因素和媒体从业者对医疗行业的认知发展有关。从 1999 年国家实行医改，取消公费医疗，提高个人支付比例以来，医疗行业一时出现很多问题和矛盾，很多现象之前没有发生过，很多问题之前没有遇到过，很多矛盾之前没有处理过，虽然医疗行业存在已久，但是此时的医疗行业已经成为一个全新领域，媒体从业者对 1999 年之后医疗行业的认知几乎就如同对一个全新领域、全新事物的认知，这是媒体人对一个行业再认知的过程，前后历时 20 年左右。

医患报道倾向的转变过程实质上符合媒体从业人员对新事物的认知发展过程。

早期，媒体人抱着猎奇心态窥探医疗领域，不核查事实，挖掘生猛话题。记者拿着茶叶水去尿检，故意整蛊医院；拿到一点道听途说的消息就大肆渲染，恶意发挥；没有爆点就故意制造爆点，故意采访不知就里的医院总机；把总机的回复直接作为院方回复刊登，等等。这一时期的媒体对待医患报道的心态是奔放的，路子是粗野的，手段是低俗的，态度是敷衍的。

中期，媒体态度发生了很大转变，新鲜期过去之后，媒体开始比较冷静地审视医疗行业这个新鲜事物，好奇其中究竟发生了什么，首先带头的是传统纸媒，严肃报纸拿出了自己的品味和格局，开始细考医疗政策、医生生存状况。这一阶段，部分大胆的医院也开始出手了，上海地区的瑞金医院是这方面的排头兵，在所有医院都对媒体避之不及的时候，瑞金医院首先向媒体开放医生诊疗过程，邀请媒体参观，逐渐带动了医院和媒体间的互动氛围。这个过程中，媒体人对医疗行业有了新认识，认识到医生的辛苦和隐忍，关键是意识到造成医患关系紧张的根源不在医生，而在医疗体制。中期阶段历时 4～5 年的时间。

后期，媒体人在多年接触医疗行业之后，进一步认清了医患问题根源，对医生群体产生了理解和同情。在这个过程中很多医疗条线记者和医生、医院发展出了紧密关系,媒体人在下笔过程中开始变得谨慎小心,长期从事医疗条线的记者开始为医生说话,甚至遭到编辑部的训斥,但仍然改变不了医疗条线记者的立场。

如今医患报道数量锐减。一方面是医患报道经过 20 年的发展,该暴露的问题已经基本暴露,媒体对该领域的普遍问题、普遍现象、普遍矛盾已经进行了深入的探索。但是核心医疗体制问题却始终没有得到国家层面的积极回应,媒体对改变现状感到乏力,渐渐失去了战斗力,加上媒体薪酬标准与发稿量密切相关,既然医疗这壶茶一直不开,何必苦守这一茶壶?记者群体逐渐失去了对该话题的兴趣。

另一方面,医疗条线记者在和医院多年的交往过程中,已经和医生群体建立起了非常紧密的关系。记者对医生的需要体现在方方面面,有工作上的需要,也有生活上的需要。医院需要记者,更多地是出于工作上的需要。无论如何,资深医疗条线记者和医生已经是一个战壕里的战友了,新加入的年轻医疗记者不出 2~3 年,也会和医生成为朋友。如此一来,记者逐渐不再随便爆料医生负面消息,下笔变得谨慎起来。

此外,还有一股力量冉冉上升,就是医生自媒体。医生群体高学历、高智商、逻辑严谨,掌握绝对的专业权威,记者在医学问题上根本无法和医生群体对话,如果搞错医学概念或医学事实会被医生群体攻击惨烈,种种来自医师界的反抗和压力促使记者少写甚至不写医生负面报道。

在整个医患报道的发展过程中,还有一支非常重要的动力,就是媒介技术。这股力量超出预料,对推动医患报道倾向的转变,起到了潜移默化但影响深远的作用。在很大程度上,技术改变了医患报道的倾向。

技术力量是从改变整个游戏规则开始的。微信、微博的上线,直接导致编辑室内部采访人员的变动,改由医疗条线记者采访医患报道,这种人事层面的变动直接改变了医患报道的倾向。移动技术的发展导致编辑室建立起严格的事实核查机制,这一机制的确立从源头减少了医患不实消息的刊发。自媒体的出现,改变了传统媒体人心态,激发了记者的职业道德感和使命感,从而间接导致医患报道倾向发生改变。这一切都是技术直接或者间接作用的,技术默不作声,却实实在在改变了媒体行业的人事安排、操作流程、从业者情感,最关键的是改变了行业规则。

政治力量对医患报道倾向改变的实质性影响很小。我们总以为政治力量对媒体的控制和影响力是非常大的,但在医患报道倾向的改变上,政治力量的实际影响力却有限。第四章的受众调查结果表明,近两年的医生正面典型报道对受众的影响力相当有限,受众印象中的医患报道仍然以负面冲突为主,对医患典型报道几乎无视。需要指出的是,并不是说政治力量对医患报道没有影响,而是指政治力量对受众和媒体从业者的内在认知、情感共鸣层面表现乏力。

政治力量的体现是表面的、行动的、口号式的,具体体现在,近两年来医生正面典型人物报道数量显著增加。在政府宣传要求下,近年来医患报道领域的确推出了一系列"最美医生""最美护士"系列报道,但是正面典型报道数量上的增长难以对受众的内在认知、情感产生作用。本书认为,是报道的质量,而非数量,决定问题的走向和基调。

政治宣传难以触动受众情感,更难以改变媒体从业者的认知。真信才会有变化,缺乏真情实感的正面典型报道自然无法打动受众。对医患正面典型报道进行内容分析,可以清楚地分辨出作者的态度是有感而发,还是完成任务,能够打动人的报道一定是作者真实情感的表达。

至此,梳理出三个影响医患报道倾向转变的因素:媒体从业者的认知、记者和医生群体的关系、媒介技术的发展。认知、关系、技术三因素间的内在关系是如何的呢?本书用一张模型图来表示,如图 5-1 所示。

图 5-1　医患报道倾向转变的因素模型

媒体从业人员的认知是推动医患报道倾向转变的核心因素。媒体从业人员的认知同时受到人际关系、媒介技术两种因素的直接和间接作用。

人际关系主要是指媒体从业人员和医生、医院之间的关系。医疗条线记者和医生群体间的人际关系可以划分为两层维度:一层是互惠互利。即互相需要,通过互相帮助,给予彼此工作、生活上的便利。另一层是压力给予。医生群体的发声给了记者压力,医生的发声又通过二个层面实施,第一个层面是自媒体上的发声,第二个层面是人际交往中的发声。医生和记者群体在互惠互利和压力给予的关系中粘合紧密,直接影响了医患报道的倾向。

媒介技术主要是指迅速发展的自媒体网络技术。网络技术通过压缩时空,改变了媒介生产机制。技术促使建立了医患报道的审核机制,从源头杜绝了医患假新闻。技术改变了编辑室内部的人员安排,促使由医疗条线记者跟采患者投诉,间接改变了医患报道的倾向。

近 20 年来,媒体从业人员对医疗领域的认知变化,从非理性走向理性,从情绪宣泄走向理性分析,从负面批评走向正面引导,医患报道倾向的转变过程与媒体从业人员的认知发展密不可分。

前人对医患报道的研究发现同样验证了医患报道倾向发生了转变,支持本研究发现。本文的创新点在于对医患报道进行了系统化考察,拉长了研究的时间跨度,清晰勾勒出医患报道倾向转变的过程和大致时间节点。另一个创新点在于通过考察医患报道新闻生产过程,发现了影响医患报道倾向转变的主要因素——媒体从业人员的认知、记者和医生群体的关系、媒介技术的发展,并且尝试梳理三因素之间的因果关系,得出媒体从业人员的认知转变是影响医患报道倾向转变的核心因素。

后人如果对这个假设感兴趣且想验证的话,建议加大医患报道文本的数量,这是本研究的缺陷,鉴于个人研究精力有限,本研究的医患报道文本总量偏少,如果可以增加到每年130～150篇的量(医患报道每年的大致出产量),可以更加清晰地呈现医患报道倾向的转变过程。还有一个建议,就是再拉长时间跨度,如果可以从1999年甚至更早研究起,那么结论将更加具有说服力,笔者也非常期待这类研究结果。

本章注释

[1] 卡斯特.网络时代的崛起[M].夏铸九,译.北京:社会科学文献出版社,2000.

致　谢

本书基于我的博士论文修改而成。

考博三次,历时五年;读博三年。回首这八年,要感谢的人太多。

感谢我的博导刘海贵老师。从您身上我感受到了深水静流,没有您的帮助,我无法按期毕业。我在高度焦虑情绪压力下,一度想放弃第四章研究,是您鼓励我坚持下去,指明下一步研究的可行路径。在您的"施压"下,我"痛苦"地一点一点前进,竟比想象中快地完成了数据收集。做学术研究的孤独和迷茫只有经历过才能体会,若不是您的坚持,我有可能已经中途放弃了。您就像大树一样,在我需要的时候默默给予庇护和援手。

感谢所有访谈对象。为了保护访谈对象隐私,本书隐去了大部分人的姓名。他们是来自《澎湃新闻》《人民日报》《新民周刊》《文汇报》《新民网》《凤凰新闻》等多家媒体的记者、编辑、副主编以及同济医院、瑞金医院、新华医院、解放军四一一医院、复旦大学附属儿科医院、复旦大学附属眼耳鼻喉科医院等多家医疗机构的医生、护士、宣传部负责人及工作人员。非常想在此公开你们的姓名,但考虑再三仍放弃了。感谢你们信任我,冒着职业风险,向我敞开心扉。你们是真正的无名英雄,没有你们,就没有这项研究。

感谢为访谈牵线搭桥的朋友们。他们是《澎湃新闻》的陈良飞老师、同济大学医学院的李想老师、同济医院宣传部的梅竹老师、《人民日报》的孟思奇和史晓韵师姐、《新民周刊》的吴轶君、瑞金医院宣传部的韩康妮、上海市红十字会造血干细胞捐赠志愿者俱乐部的袁星老师、五角场街道的李燕萍、复旦学生洪慧佳。感谢你们分享人脉资源,帮忙联系访谈对象。

感谢我的两名同济大学学生袁仔豪、徐英男。2018 年的暑假,他们与我一起完成了 380 篇医患报道的编码工作。袁仔豪还协助制作了文中部分图表,教会了我很多制图新技能。

感谢我的同窗柳盈莹、杨唯汀、李淼,还有很多其他帮助过我的亲爱的同学们。我们来自天南海北,在复旦收获了纯洁的友谊。我们有着相近的志趣和理想,分享彼此观念和喜好,面对学习和生活的逆境时互相安慰,这一切都带给我莫大的温暖。

感谢我的硕导黄辉老师。您是对我考上博士真心欢喜的人之一,也是真心希望我有所建树的人之一。我已取得博士学位了,黄老师,您在天之灵定会为我高兴吧。

　　最后要感谢我的先生李凯。你是我的 soulmate,我一直的依靠,无论是精神上的,还是物质上的。感谢你多年来无条件的支持我,包容我考学的焦虑,安抚我写作的紧张,参与我的研究过程,为我搭建学术资源。欣赏我,爱护我,让我觉得自己很好。现在,该换我来守护这个家了。

作者

2019 年 10 月于同济